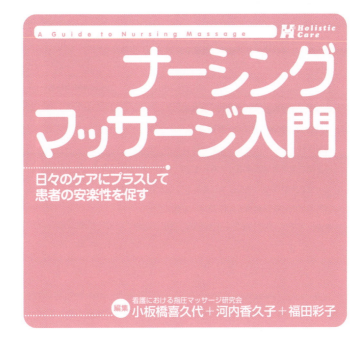

ナーシング
マッサージ入門

A Guide to Nursing Massage

Holistic Care

日々のケアにプラスして
患者の安楽性を促す

看護における指圧マッサージ研究会
編集 小板橋喜久代＋河内香久子＋福田彩子

日本看護協会出版会

執筆者一覧

❋ 編集

小板橋喜久代 …………… 京都橘大学看護学部 教授 ● 看護師
河内香久子 ……………… 治療室シーズ 院長 ● 鍼師・灸師、あん摩マッサージ指圧師、看護師
福田彩子 ………………… はり・きゅう・マッサージ nui 院長 ● 鍼師・灸師、あん摩マッサージ指圧師、看護師

❋ 執筆（掲載順）

兼宗美幸 ………………… 埼玉県立大学保健医療福祉学部看護学科 准教授 ● 助産師
河内香久子 ……………… 前掲
福田彩子 ………………… 前掲
大野夏代 ………………… 札幌市立大学看護学部 准教授 ● 看護師
中山久美子 ……………… 健和会 臨床看護学研究所 ● 看護師
坂本めぐみ ……………… 防衛医科大学校医学教育部看護学科 准教授 ● 助産師
木村伸子 ………………… 埼玉県立大学保健医療福祉学部看護学科 助教 ● 看護師
武田美津代 ……………… 埼玉県立大学保健医療福祉学部看護学科 准教授 ● 看護師
柳 奈津子 ……………… 群馬大学大学院保健学研究科 講師 ● 看護師
小板橋喜久代 …………… 前掲

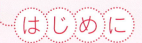

はじめに

　日本にも古くから、按摩（字のとおり、揉みほぐす）の手技がありました。よく働いた後の疲れや病気の苦痛をやわらげ、気持ちよさを与えてくれるありがたいケアであったといえます。看護学のテキストにも、「清拭の後には、背中をゆったりとした大きなストロークでマッサージするように」と書かれていたことを思い出します。それに加えて今日では、さまざまなタッチやマッサージが紹介され、注目されるようになってきました。アロママッサージが看護師に関心の高いことも、精油の芳香の心地よさに加えて、触れられることによってしか得られない、とっておきの効果があるからではないでしょうか。以前は、よい治療法がなかっただけに、按摩やマッサージへの期待も大きかったことでしょう。今日では、高度な検査や治療に伴う苦痛が多々あり、慢性的な疾患により長く療養しながら過ごす人も増えています。指圧やマッサージへの現代的な期待が高まっている理由の1つが、そこにあるといえます。

　病気の治療を受ける患者は、さまざまな苦痛と不確かさの中で、気持ちの動揺も加わって、無意識のうちに身体のあちこちをこわばらせていることが多いものです。そのようなとき、人の手でていねいに触れられることによって、身体のあちこちが緊張していることに気づき、その緊張が取り除かれたときの、何とも言えぬ心地よさを体験できるのではないでしょうか。触れられることが、なぜそんなにも心地よく感じられるのでしょうか。触れる手は、委ねることを促す手であり、「（この場で）ゆっくり休んでいいのよ」と言っている手のメッセージを伝えてくれます。そのときにはじめて、「緊張していなくていいんだ」「ここにいることで、見守られているんだ」と気づき、身体中に安心感と喜びと、

何ともいえない安寧感が広がっていくのです。

　触れる技もいろいろありますが、本書では、東洋医学にみられる養生法を柱とした指圧マッサージ手技を取り入れることを提案したいと思います。なぜ東洋医学なのか──そこには、時代を経ても変わらない生命と宇宙のかかわりを中心に置いたホリスティックな哲学体系に基づく生命の見かた、健康と生活への指南（養生法）があるからです。そして、今日紹介されているいくつかのタッチやマッサージの中に、指圧の手技が組み込まれていることに気づくとき、東洋医学の知識を踏まえた手技を学ぶことの大切さを知り、そのうえでの手技の選択的適用ができることが重要であると考えます。

　本書では、筆者らがこの20年間、看護における指圧マッサージ手技の活用について、臨床の実践家の方々と研修会を重ねてきた知見とノウハウを紹介しています。その技を、どのように看護の中で活用できるかについて検討する中で、この技のもつ大きな癒しの力を体験し、病気の人、在宅で療養する人々に、またそれらの人にかかわる看護や介護の役を担う人々に、届けたい、知ってもらいたいと思うようになりました。

　看護師は、自ら手をかざして看るとともに、護ることが仕事です。手を使って触れて確かめて、癒すことのできる仕事です。看護師の手が、観察のために使われるだけで終わってしまわないように、癒すための「触れる技」を加えるべきであることは言うまでもないことです。しかし、これほど難しい役割もないのではないでしょうか。触れ方次第で、その心が伝わってしまうからです。苦痛を減らし、気持ちよさを感じてもらえるように手を使うこと──それができそうで、なかなかうまくできない。そんな迷いをなくして、療養する人のまわりにコンフォートな（快適で安寧を感じられる）状態をつくり出し、自らも納得できるケアを実現するための助けになるならば、大変うれしいことです。

本書は次のような構成になっています。
Part 1　［総論］ナーシングマッサージと東洋医学の基礎知識および基本手技
Part 2　［基礎技術編］看護の日常生活支援に活用する
Part 3　臨床への適用──こんな場面で活用できる事例紹介
資料1　指圧マッサージを使ったケアの実践報告・研究
資料2　経絡図
資料3　本書に出てくる経穴（ツボ）

　本書の編集にあたり、2つの点に気を配りました。まず1つ目は、東洋医学に基づく指圧マッサージの技術が、自然哲学に裏づけられた技法であることを示すことです。各章にコラムを入れて、理解しやすくなるように工夫しました。2つ目は、看護の臨床で出会う対象者は、病気そのものや治療に伴う多くのリスクを抱えていることが考えられますが、そうした状況においても、安全を保障し、適切な技術を用いることについてです。なお、東洋医学で使われる専門用語や経穴（ツボ）の名称が出てきて、わかりにくいと感じるかもしれませんが、資料2・3を参照しながら読み進めていただけるとよいと思います。

　さまざまな役割を担っている看護の臨床を考えると、ナーシングマッサージを提供することの難しさを感じることがあるかもしれません。それを承知のうえで、触れて癒すことの重要性を感じるとき、ナーシングマッサージに関心をもっていただきたいと思います。皆様の参考にしていただけるなら、こんなにうれしいことはありません。どうぞご活用ください。

2016年10月
編著者を代表して　小板橋 喜久代

はじめに .... (小板橋喜久代) iii

Part 1
総論：ナーシングマッサージと東洋医学の基礎知識および基本手技

1. ナーシングマッサージを看護に活用する .... (兼宗美幸) 2
2. 東洋医学の基本的な考え方 .... (河内香久子) 7
3. ナーシングマッサージに指圧・マッサージの手技を活用する ... (福田彩子) 18
4. ナーシングマッサージにかかわるリスク .... (大野夏代) 33

Part 2
基礎技術編：看護の日常生活支援に活用する

1. 呼吸を調える .... (福田彩子) 40
2. モーニングケア .... (中山久美子) 45
3. 食欲を調える .... (坂本めぐみ) 50
4. 排泄を調える .... (兼宗美幸) 55
5. 皮膚のはたらきを調える——清潔ケアを通して .... (木村伸子) 59
6. ポジションを調える .... (武田美津代) 64
7. イブニングケア .... (柳 奈津子) 69

Part 3 臨床への適用 ——こんな場面で活用できる事例紹介

1. 身動きできないつらさがみられるとき ………………………（大野夏代）…… 76
2. 吐き気があるとき ………………………………………………（坂本めぐみ）…… 79
3. 疲労感や倦怠感があるとき ……………………………………（木村伸子）…… 83
4. 尿が出にくいとき ………………………………………………（中山久美子）…… 87
5. 眠れないとき ……………………………………………………（柳 奈津子）…… 90
6. 化学療法の副作用により気力・免疫力が低下しているとき …（小板橋喜久代）…… 96
7. がん終末期の苦痛があるとき …………………………………（福田彩子）…… 102
8. 在宅ケアの場面 …………………………………………………（福田彩子）…… 106
9. 認知症のある人へのケア ………………………………………（中山久美子）…… 111
10. 妊婦・褥婦へのケア ……………………………………………（坂本めぐみ）…… 114
11. 子どもへのケア …………………………………………………（坂本めぐみ）…… 118
12. わずかな時間でも心身を癒す …………………………………（武田美津代）…… 122

資料

1. 指圧マッサージを使ったケアの実践報告・研究 ……………（小板橋喜久代）…… 128
2. 経絡図 ………………………………………………………………………………… 141
3. 本書に出てくる経穴（ツボ）…………………………………………………………… 142

column

東洋医学からみた肺のはたらき	41
さわやかな目覚めには陽気を高めるケアを	49
食を調えることの大切さ	51
東洋医学における腎の大切さ	58
皮下に流れる「衛気」	63
腰背部にある「背部兪穴」	68
バランスのとれた睡眠の考え方	74
月経時、妊娠中や産後の症状の見かた	117
子どもへのナーシングマッサージの考え方	119

check

合谷（ごうこく）	57
湧泉（ゆうせん）	85
労宮（ろうきゅう）	94
百会（ひゃくえ）	100
三陰交（さんいんこう）	116

索引 ... 148

Part 1

[総論]
ナーシングマッサージと東洋医学の基礎知識および基本手技

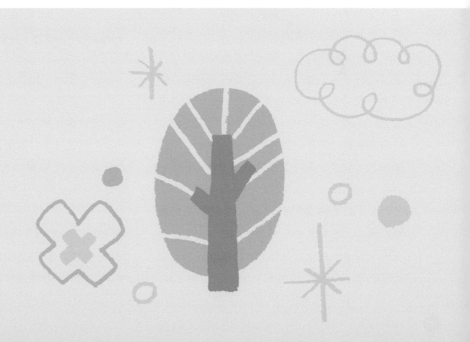

Part 1

ナーシングマッサージを看護に活用する

　臨床看護の場では、さまざまな患者の苦痛に接します。疾患そのものの苦痛だけでなく、治療や検査に伴う苦痛や療養環境の変化に伴う苦痛、精神的な状態による苦痛など、原因も発生する場も時間帯もさまざまです。このような苦痛に接して、看護師は観察し、アセスメントに応じて看護計画を立てて、看護を行います。看護師は、指圧やマッサージを看護に活用することによって、苦痛に対する看護の可能性を広げることができると考えます[1]。

　看護過程に則り、患者の状態の把握と看護師のアセスメントによって、指圧やマッサージを実施する方法を検討し、適用を判断することで、ケアの安全性が保たれ、患者の満足感が高いかかわりをもつことができます。指圧やマッサージは、身体的な苦痛症状の緩和や精神的な支援に、さらには家族と協力して、その患者のセルフケアにも活用することができます。部位や手技、所要時間や実施場所を検討して、患者の体位や看護師の姿勢にも注意すると、多様な場面で活用することができます。

ナーシングマッサージとは

　看護の臨床で出会う人を対象に、症状緩和と安楽・安寧の促進を目的に行うケアの1つとして、指圧やマッサージの手技を活用することができます。看護過程に基づいて提供する看護としてのマッサージであることから、これを「ナーシングマッサージ」と表します。

　ナーシングマッサージは、東洋医学の身体の見かたや健康観・病気観を踏まえて看護場面で行われ、経絡理論に基づいた指圧やマッサージの手技を看護に適用します。優れた手

技には、優れた理論的背景があります。単にその患者がもっている疾患や現れている症状だけではなく、本来その人に備わっている自然治癒力を引き出すために、看護師が自分自身の手をツールとしてナーシングマッサージを活用します。

　さらに、その患者自身が自分の健康のために養生していくという姿勢を引き出す援助に、ナーシングマッサージを活用したいと考えています。東洋医学のものの見かたや考え方の一部は、日本人の思考や生活に結びついており、手技を適用しながら患者の回復・自立に向けた生活指導ができます。

　また、ナーシングマッサージの実施によって、症状の緩和だけでなく、身体に触れられた心地よさと、寄り添う看護師の姿勢を感じて、患者は心身の緊張を緩めるきっかけを得て、安楽な状態に近づくことができるでしょう。

看護としてのナーシングマッサージの活用

　ナーシングマッサージを行う前提として、患者の病態や経過、症状や苦痛の程度を観察・アセスメントし、また原則的には看護計画を医療チームで共有したうえで、ナーシングマッサージの適用について検討を進めていきます。治療への影響、苦痛緩和への効用の程度、精神心理的な安寧の促進のためのニーズの強さ、何よりも患者とその家族の同意と希望などに基づいて計画し、実施します。そして、チームで評価し、さらに適切な計画になるように修正します。例えば、ナーシングマッサージの刺激による患者へのリスクが最小限になるように、所要時間などの刺激量を調整していきます。

　ナーシングマッサージは、手技と方法を慎重に判断して、段階的に症状緩和を図れば安全ですが、禁忌となる状態はあります。逆に、教科書的には禁忌の状態であっても、患者の安楽と安寧を維持するために、手当ての方法を探さなければならないという難しい場面もあります。

　患者がそこにいる限り、何らかのケアが必要とされます。マッサージが難しいと思われるような衰弱している状態や終末期の状態でも、患者の希望がある場合は、その苦痛を軽減し、寄り添うために、マッサージを提供することもあります。しかし、ナーシングマッサージの安易な実施は患者を危険に陥らせてしまうので、慎重に判断したうえで行う必要があります。どのような場合でも看護目標を明確にして、前後の状態観察とアセスメントとともに、手技の内容や方法、所要時間などを評価し、チーム内で共有して、方向性を確

認しながら実施します。患者本人はもとより、家族にも説明と同意を得たうえで実施することが不可欠です。

ナーシングマッサージにはさまざまな手技があるので、患者の疾患や病態に応じて、内容や方法を選択することが重要です。例えば、リラクセーションや入眠を目的とするナーシングマッサージの場合は単調で軽い動きを繰り返す、体力が低下している患者の場合は時間や手技を調整する、などの工夫をします。

看護師の手を使って行う患者とのコミュニケーション

❋ナーシングマッサージが効果をもたらす疾患・症状

ナーシングマッサージを適応できる疾患や症状は多岐にわたります。適用したときの効果の現れ方は、即効性の症状と遅効性の症状があります。

筋肉疲労の緩和、肩こりや腰痛などの身体症状に関しては、ナーシングマッサージは即効性があります。例えば、身体的な苦痛を伴う検査や処置を受けた患者は、背中などの筋肉が緊張している場合があります。そのような検査や処置後のバイタルサインを測る場面で、背部の緊張を緩和することを目的としたナーシングマッサージを行うことができます。

一方、内臓疾患の症状緩和に対するナーシングマッサージの効果は遅効性ですが、間接的な効果を期待して適応する場合もあります。すぐには効果が現れないかもしれませんが、繰り返して行うことで、徐々に改善の徴候が期待できます。

さらに看護の場では、身体的ストレスのみならず、不安感や心理的ストレスを抱える人へマッサージを行うことによって、本人の生活の仕方が変化して、高血圧や動脈硬化、胃腸疾患などの治療効果が上がる[2]ことも考えられます。マッサージにより身体に直接接することで、患者の孤独感やストレスの緩和、疲労感の減少、さらに神経の鎮静化、看護師と患者のコミュニケーションの促進という効果がみられます[3]。臨床現場からの、マッサージを適用したときの患者との対人関係の促進についての報告もあります[4]（資料「1 指圧マッサージを使ったケアの実践報告・研究」p.131 も参照）。

❋回復期にある人に対するケアとして用いるナーシングマッサージ

人々の寿命が延び、疾患の早期発見や医療の進歩に伴って、治療の体験を重ね、疾患とともに生活する人が増えています。急性期の臨床の場で、回復期にある人の回復力を高め

る看護として、また、入院期間の短縮により、日常生活行動の自立性を十分に取り戻す前に地域の施設や自宅に戻った人に、治療後の生活の相談に応じながら症状の緩和を図り、身体的・心理的ストレスを緩和する看護技術として、ナーシングマッサージは有効な手技となります。

　例えば、難治性のがん患者は、多様な副作用（倦怠感、食欲不振、早期満腹感、体重減少、味覚変化、嘔気・嘔吐など）や生活行動の困難さを体験しており[5]、その結果、身体的苦痛だけでなく精神的苦痛を伴い、生活の質の低下につながっています。このような症状に対してナーシングマッサージの手技を工夫することで、症状の軽減や精神的な支援を行うことができます。ナーシングマッサージによって、症状が緩和されるだけでなく、身体に触れられた心地よさと、寄り添う看護師の姿勢を感じて、患者は心身の緊張を緩め、安楽な状態に近づくことができるのです。

　治療法が進歩し、薬物療法でさまざまな身体症状を軽減することができるようになった今日でも、看護師が直接手を触れて、身体の声を聞き取り、心に届くようなケアを提供する必要がなくなったわけではありません。むしろ今日の医療環境が、患者の苦痛を増幅している面も見受けられます。社会環境、特に家族形態が変わり、病気の療養に伴う孤独や不安は増大しているともいえるでしょう。看護師が患者に、その手で触れるからこそできる看護を提供することがなかったら、「治りたい」「元気を取り戻して一歩前に踏み出していきたい」というような意思や意欲を引き出すことは難しいことと思います。看護師がその患者の置かれた治療上の、あるいは生活上の様子をよく理解したうえで、「どうですか」「少しでも楽になってくださいね」と言いながら、ナーシングマッサージの手を差し出すなら、たとえ治療が及ばないときにも、相手の気持ちを受け止めて、寄り添いつつ見守るという癒しの効果を期待できるのではないでしょうか。看護師だからこそできる、身体と心へのコミュニケーションといえます。

ナーシングマッサージに関する情報提供と自己決定支援

　がん患者への調査では、代替療法の利用を希望する人は40〜60％でしたが、実際に看護師に相談した人は20％[5]であり、看護師が相談の役割を果たせていないことがわかります。

　看護師がナーシングマッサージを活用したケアを行う場合には、その目的や方法を患者に情報提供し、患者とともに選択し、実施し、継続的に自己決定を支援し、評価していくこ

表1-1 ● ナーシングマッサージの特徴

❶ ナーシングマッサージに関する研修を受けて、基礎的手技を習得している看護師が行う
❷ ナーシングマッサージを受けたいと希望している患者の状態を、医療の知識や看護の専門知識をもっている看護師が観察し、アセスメントし、看護を計画する
❸ 疾患や治療の経過、症状の観察やアセスメント、実施前後の説明と同意など、常に注意深く患者の身体的・心理的側面から評価する
❹ 医療情報に基づいてナーシングマッサージの適応の可否を判断し、患者の自己決定を支援し、看護チームの中で看護として位置づけ、継続してフォローアップする

とが重要です。また必要に応じて、主治医からの医療情報提供に基づいてナーシングマッサージの適応の可否を判断し、看護チームの中で看護ケアとして位置づけ、継続してフォローアップすることも必要です。ナーシングマッサージの特徴を表1-1に示します。

看護師は看護基礎教育課程の中で看護過程を学ぶ際に、「患者の全体像をとらえること」を学習目標の1つとしてきました。その全体像を生かした看護の方向性を検討するには、「疾患の治療」だけでなく、「身体的側面と心理的側面のケア」「強みを生かしたケア」

「健康レベルの保持・増進のためのケア」という視点が重要です。「病気を治療する」という視点だけでなく、「全体に働きかける」「治癒力を高める」「健康を保持する」という視点をもつ東洋医学に基づくナーシングマッサージを活用することができると考えます。

ナーシングマッサージを看護に活用するには、ナーシングマッサージに関する情報と手技を身につけ、情報提供、相談相手、意思決定の支援者として継続的に患者にかかわる姿勢が不可欠となるでしょう。

引用文献

1) 兼宗美幸ほか：臨床に活かそう！指圧・マッサージ実践講座, 月刊ナーシング, 24(7-14), 2004 / 同25(1-14), 2005 / 同26(1-3), 2006.
2) 今西二郎, 小島操子 編：看護職のための代替療法ガイドブック, p.61-73, 医学書院, 2001.
3) 手島 恵：マッサージ, 臨牀看護, 25(4)：490-492, 1999.
4) 網谷真理恵ほか：心身医学からみる「がん」と「心」と「漢方治療」, 日本東洋心身医学研究, 28(1-2)：27-32, 2013.
5) 鳴井ひろみほか：代替療法を取り入れるがん患者の医療者への相談状況と期待, 青森県立保健大学雑誌, 8(1)：53-62, 2007.

参考文献

1) 寺澤捷年, 津田昌樹 編：絵でみる指圧・マッサージ, JJNブックス, 医学書院, 2002.

（兼宗美幸）

Part 1

東洋医学の基本的な考え方

2

東洋医学とは

　東洋医学とは、東洋に起源をもつ伝統医学の呼称ですが、実際には、中国医学そのもの、薬草医学（漢方医学）や鍼灸医学を指すことが多いです。

　東洋医学には、普段私たちが聞きなれない用語や身体についての独自の呼称があり、難しく感じるかもしれません。しかし、生命活動がいかに調えられているかという視点から、自然環境や人体、人々の生活をみていくという東洋医学の考え方は、看護の活動にとっても、とても深い関係があるといえます。ここでは、指圧・マッサージ手技とその使い方（手当ての方法）を考えるうえで欠かすことのできない東洋医学の基本的な身体の見かたについて、学んでいきましょう。

　人類は昔から、身体の上に痛いところ、苦しいところがあれば、本能的に手を当てる、押さえる、揉む、さするなどして症状をやわらげていたと考えられます。これは看護の原点である「手当て」に通じるものがあるのではないでしょうか。どんなに医療技術が進歩してきても、患者に「手当て」することは、最も基本的なことだといえます。そのような

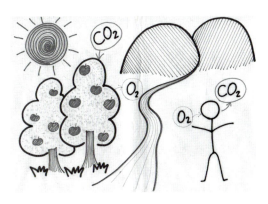

図 2-1 ● 人間と自然の調和

とき、東洋医学の教えを看護の中に取り入れて、患者の苦痛に向き合い、安楽・安寧を提供していくことが必要になってきます。看護における指圧・マッサージの技術は、病院勤務の看護師だけではなく、訪問看護師、高齢者施設の看護師、介護職でも活用することができます。

自然界の見かた

※「陰陽」とは

東洋医学は「人間と自然の調和」（図2-1）を基本に考えています。人間は自然界の一部であり、人間の健康は自然界との調和のうえに成り立っています。人間の健康と自然とのかかわりを考えていくうえで、万物を「陰・陽」「虚・実」に分け、さらに、生体と自然との関連性を五要素からみていく「五行」という考え方があります。これは、大自然の営みをもとに体系化されたといわれる東洋医学独自の考え方です

つまり、東洋医学では、宇宙あるいは大自然とのかかわりをもとにして、身体のつくりとそのはたらきをとらえています。治療や手当ての考え方もそこから導き出されてきます。身体の上にある「ツボ」や反応点をさまざまな方法（鍼や灸やマッサージ）で刺激するという考え方も、もともとの自然とのつな

表 2-1 ● 陰陽対立表

陰	上	天	日	昼	火	熱	明	内	降	止	裏
陽	下	地	月	夜	水	寒	暗	外	昇	動	表

がりをスムーズにするという考えから出てきたもの、とみることができます。そうすることで、人間のもつ自然治癒力を高め、多くの症状を改善し、健康の増進を図ることを目的としています。

東洋医学では、宇宙間にあるあらゆる物事は、夜が陰で、昼が陽、寒冷が陰で、熱が陽など、すべてが陰と陽の2つに分類されている、と考えます。表2-1に示したように、活動的なもの、外在するもの、上昇するもの、温熱的なもの、明るいもの、機能の亢新しているものは、すべて陽に属しています。それに対して、落ち着いていて静かなもの、内在的なもの、下降するもの、寒冷なもの、暗いもの、機能が減退しているものは、すべて陰に属しています。

すべての現象は、このような表裏の関係をもっており、そのどちらかが衰えても、その対極の側に影響が出てきます。東洋医学の中には、「陰極まって陽となる」という言葉があります。つまり、陰と陽はそれぞれ単体で存在することはできません。人間の身体も、この陰陽のバランスをとりながら健康を保っていると考えられ、陰陽のバランスが崩れる

と、病気が発生するといわれています。

✱「虚実」とは

　陰陽のはたらきが生体に現れたものが、「虚実」となります。虚実とは、人間の体力の有無を表します。「虚」は空虚の虚で、不足している、身体がマイナス方向に傾いている、ということを意味します。

　「実」は充実の実で、過剰な状態で、身体がプラス方向に傾いていることを意味します。一般に、若い人、体力のある人は実傾向と考えられます。身体に現れる「実」の変化としては、皮膚や筋肉に張りがあり、体力のある状態で、身体も温かく、便秘気味で、脈は強い状態になります。「実」の人は、やや強めの刺激を好みます。

　高齢者や体力のない人は、虚の傾向が強くなります。身体に現れる「虚」の変化としては、皮膚や筋肉の張りがなく、力のない状態で、冷えやすく、下痢などをしやすく、倦怠感が強く、脈が弱い状態になります。「虚」の人は、やさしくソフトに触れられることを好みます。看護場面で指圧・マッサージを行うときは、入院患者や高齢者は虚の状態の人が多いので、指圧・マッサージの刺激はゆっくりとソフトに行うことが大切です。

　「虚」の人は冷えやすく、身体を温めることを好み、「実」の人は熱しやすく、身体を冷やすことを好みます。温かい手による指圧・マッサージ（手当て）によって気血の不足を補うと、マイナス傾向にあった虚の状態の身体はバランスが調い、心地よくなります。体調もよい方向に向かってくると考えられます。体質を虚実に分けて、指圧・マッサージの強さや時間などの刺激量を決める目安にするとよいでしょう。

気・血・津液とは

　身体を養うために身体の中に流れているものとして、気・血・津液があります。これらは、人の生命活動を維持するために欠かせない重要な物質で、臓腑・経絡を機能させるための物質的基礎であり、臓腑・経絡の作用によってつくられる産物でもあります。

✱「気」とは

　気とは、生命の源であるエネルギーのことを指します。人間と自然の調和を基本とする東洋医学では、人間は単体では生きていくことはできず、常に大自然の恵みを受けて生命活動を営んでいると考えます。

　気は、人間が生まれながらにしてもっている両親から引き継いだ生命力である「先天の気」と、飲食物や呼吸に必要な大気など、後天的に得る「後天の気」の2種類に分けられ

ます。この気の力が人間の健康に大きく関与しており、人間はこれら2つの気によって生命活動を営んでいる、といわれています。両親から引き継いだ生命力と、大地の気や天の気を受けることで、生命活動に必要なエネルギーを取り込んでいくのです。気の力を得て生命体が生まれてくるだけでなく、日々の、ひいては一生涯を通して、気によって生命活動が営まれている、といえます。

目には見えない気は、全身をくまなく流れています。気が滞ることなく全身をめぐることで、人間の身体は正常に機能し、健康が保たれていきます。気のめぐりが滞り、全身をうまく廻らなくなってしまうと、気が病み、病気が発生してしまいます。健康な身体を維持するためには、気の流れが常にスムーズであることが大切になってきます。

❋「血」とは

血と五臓は密接な関係にあります。ここでいう五臓とは、西洋医学でいう五臓のはたらきだけではなく、東洋医学独自の次のような臓腑の考え方があります。血は全身を循環して、臓腑をはじめとして、皮毛、骨肉など、人体を構成するあらゆるものに栄養を与え、その機能活動を盛んにしています。血行が順調ならば五臓六腑（ごぞうろっぷ）はよく機能し、肌肉、筋骨、関節は丈夫になり、運動も盛んになると考えられています。

ここでいう五臓とは、中身が実質の臓器（肝、心、脾、肺、腎）のことで、六腑とは、空洞になっている臓器（胆囊、小腸、胃、大腸、膀胱、三焦（さんしょう））のことです。併せて5つの臓器と6つの臓腑となります。東洋医学では、五臓は、心は血の循環をつかさどり、肝は血を蔵し、脾は血の動きを調整している、と考えます。肺は気と呼吸、また水液の運行と排泄の調整をつかさどっています。腎は蔵精（精を蔵す）、発育、生殖をつかさどっています。

また、六腑の胆は、人間のすべての行動力の源となっていると考えられています。小腸は、胃で熟成消化された飲食物を栄養分と不要なものに選別し、栄養分を脾に送り、不要なものを排泄させるはたらきがあります。胃は飲食物の集まるところで、五臓六腑の活動源の栄養を生成するところとされています。大腸は不要なものを体外に排泄します。膀胱は水液（尿）の排泄を行います。三焦とは、上焦、中焦、下焦の3つからなり、気血、津液を全身にめぐらせるはたらきがあります。飲食物を消化し、それを気血、津液に化し、全身にめぐらせ、体内の水路を調え、不要な物質を尿・便として排泄させる総合的な機能をもつ腑とされています。

血は気の作用によって循環します。身体の気が不足すると血行が悪くなり、どこか病的

になります。この状態を「気虚(ききょ)」といいます。また、血が不足すると全身に血が循環しなくなり、やせて血色が悪くなります。この状態を「血虚(けっきょ)」といいます。

このように血は気と深い関係があり、全身を滞ることなくめぐることで身体を健康に保っていく、と考えられています。

✲「津液」とは

津液とは、体内における正常な水液の総称のことです。唾液、涙、汗、涎、尿などもこれに含まれます。また、津液は血液の重要な組成部分でもあります。

津液の生成と循環と排泄は複雑で、多くの臓腑の共同作用の結果、行われているものです。中でも重要な臓腑は、肺と腎と脾といわれています。

さまざまな臓腑の病変により津液の生成が不足したり、喪失過多になると、脱水になったり、循環が障害されて水液が停滞し、浮腫が出現するなど、多くの臓腑の機能に影響を及ぼします。津液の循環がスムーズになると、身体の水分バランスを良好な状態に保つことができます。

✲「五行」とは

五行学説では、自然界の現象はすべて、木・火・土・金・水という5種類から構成されている、と考えられています。この学説は東洋医学において、人体の生理・病理の自然界との相互関係などの説明に用いられており、疾病の診断と治療面においても重要な役割を担っています。

人間の身体と自然との密接な関係は、この五行学説をもってみていくことができます。季節による自然の影響と身体の中の臓器・臓腑の反応、感覚器の反応、感情の動きなどを五行に分類し、表にしたものが「五行色体表」です（表2-2）。

興味深い例をあげてみましょう。季節を五行に当てはめると、木は春、火は夏、土は土用、金は秋、水は冬となります。また、味を五行に当てはめると、木は酸、火は苦、土は甘、金は辛、水は鹹(かん)（塩辛い）となります。

これらの五行を組み合わせると、「春の季節には肝を病みやすく、肝を病むと酸味を好む」ということになります。わかりやすく説明すると、五行の中の木に属する春の季節になると、人は肝、胆、目、筋肉、爪に変化が起きやすく、「五悪」（五臓が嫌う外気）の中の"風"の影響を受けやすくなります。特に肝が病むと、「五志」（五臓変調の際の感情）の中の"怒り"の感情を呈し、いらいらしたり落ち込んだりしやすく、筋肉を傷めることが多くなります。

このように、身体に起こるすべての現象と

表2-2 ● 五行色体表（抜粋）

五行		木	火	土	金	水
五行と関連する身体の部位	五臓	肝	心	脾	肺	腎
	五腑（五臓に対応する腑）	胆	小腸	胃	大腸	膀胱
	五官（病気が現れる部位）	目	舌	唇	鼻	耳
	五主（五臓のつかさどる臓器）	筋	脈	肉	皮	骨
	五液（五臓が病んだときに変化がある分泌液）	涙	汗	涎	涕	唾
	五華（五臓の変調が現れる部位）	爪	面	唇四白	毛	髪
	五神（五臓に宿る精神）	魂	神	意	魄	志
五臓に変調を招くもの	五季（五臓が属する季節）	春	夏	長夏	秋	冬
	五悪（五臓が嫌う外気）	風	熱	湿	寒	燥
	五労（五臓を病みやすくする動作）	行	視	坐	臥	立
五臓が変調した際の症状	五色（五臓変調の際の皮膚の色）	青	赤	黄	白	黒
	五志（五臓変調の際の感情）	怒	喜	思	憂	恐
	五動（変調時にみられる症状）	握	憂	噦	咳	慄
	五病（変調時にみられる動作）	語	噫	呑	咳	欠
	五臭（変調時の体臭・口臭）	そう	焦	香	せい	腐
	五味（変調したとき好む味）	酸	苦	甘	辛	鹹
	五声（変調したときの声）	呼	笑	歌	哭	呻

（わかりやすい東洋医学の五行色体表. http://pro-condition.com/post-2206/）

変化は、五行学説にもとづいて成り立っている、と考えられています。自然界の一部である人間が、いかに自然の影響を受け、自然とかかわっているのかを、五行を通して考えていくことができます。五行を用いると、患者の食べ物の好みと、病みやすい臓腑や季節と身体の病みやすい部位のかかわりなども考えることができます。

身体のはたらき方を表わす経絡

上述した東洋医学の考え方を背景に、鍼灸・指圧・マッサージの手技の理論として体系化されたのが経絡理論です。

健康な身体を維持するためには、「気」の流れがスムーズであることが大切になってきます。「気」の流れによってどのように身体が機能しているのかを具体的に示すものが、

「経絡」と経絡の上にある「経穴」、すなわち「ツボ」です。

✻「経絡」とは

経絡とは、経脈と絡脈の総称です。経には「まっすぐな道」という意味があります。経脈は身体を上下に流れる縦の幹線です。また、絡には「網」の意味があり、経脈から枝分かれして全身を網の目のように縦横に循環している、と考えられています。

この経絡には気血が流れています。経絡には、①気血を運行して陰陽の調和を図り、身体を防衛する、②病状を反映する通路となる、③体表に与えられたさまざまな刺激を伝導し、臓腑の虚実を調整する、といった3つのはたらきがあります。

経絡は、12本の正経と2本の奇経に分かれていて、人間の頭のてっぺんから足の先まで、全身をくまなくめぐる循環経路と考えられています。体中に張りめぐらされた気の通り道を表したものが経絡図です。まさに身体の隅々に至るまで、生命のエネルギーを運び、循環させるための経路です。

まずはじめに、経絡のルートの概要をみてみましょう。経絡は、体表面では多くのツボを有して、全身をめぐっています。さらに重要なのは、それぞれの経絡が体表から身体内部に入り込み、それぞれの臓器につながっているということです。よって、それぞれの経絡には、それぞれ臓腑の名称がついています。経絡図（p.141）を参照しながら、内臓の位置とのつながりをイメージしてみてください。

陽明大腸経の経絡を例にとって考えてみましょう（図2-2）。大腸の経絡は、まず示指の先端より起こり、上行して手背側の母指と示指の間を通り、前腕橈側から肘の外側を経て肩に上がり、肩関節外端から第一胸椎に至

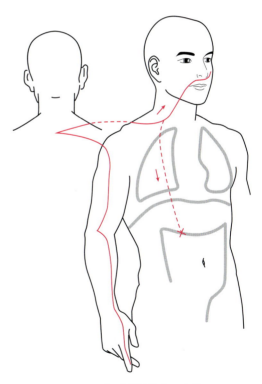

図2-2 ● 手の陽明大腸経の走行

ります。そこから鎖骨上窩→肺→横隔膜→大腸に入ります。その支脈は、鎖骨上窩から分かれて、頸部→下顎部→下歯→口角→上唇→左右交差して鼻翼外側に至ります。

このように、経絡は体表と身体内部とをつないでいます。経絡の通り道に滞りが起こると、それぞれの部位、臓器にさまざまな変調が現れてきます。変調の現れた経絡上のツボや経絡の走行部位を刺激することで、体調を調えることができます。

1. 正経

正経とは12本の経脈のことを指し、経絡系統の中心となります。それぞれの経脈は一定の規則で分布しており、体内では臓腑に属し、体表では肢節に連絡しています。また、体表面にはそれぞれの経絡につながるツボも分布しています。

12本の正経は、手の指先から始まる6本と、足の指先から始まる6本です。また、経絡は陰と陽の2つに分けられています。人間が四つ這いになって上から太陽の光が当たったときに影になる部分を陰、光が当たる部分を陽としています（図2-3）。

手と足の経絡は、それぞれがさらに3本ずつ陰陽に分かれています。一見すると難しそうな名称ですが、その経絡が身体のどこを走っていて、そのルート上にどのような臓腑があるかと考えると、理解しやすくなります。それぞれの臓腑の名前の付いた経絡（表2-3）は、それぞれの臓腑の機能の調整に役立ちます。

2. 奇経八脈

奇経八脈とは、督脈、任脈、衝脈、帯脈、陰きょう脈、陽きょう脈、陰維脈、陽維脈のことをいいます。中でも大切なものは、任脈と督脈と呼ばれている2本の奇経です。12本の経絡を流れる気血を調整しています。

「督脈」の督には総監督の意味があり、6本の陽経脈を調整、監督しています。督脈は後面脊柱に沿って正中線を運行しています。脳や脊髄の生理、病理を反映し、さらに脳、脊髄と生殖器官を相互に連携させています。

「任脈」の任には、総担任の意味があります。任脈は正面、胸腹部の正中線を運行し、全身の陰経脈の調整をしています。また、任脈は月経を調整し、胎児の育成を行っています。

気が経絡を介して全身をめぐることで、五臓六腑は正常に機能することができます。経絡には気・血（エネルギー）が循環していて、人間の生命活動をつかさどっています。気が経絡を介して全身をめぐることで、五臓六腑は正常に機能することができます。

次に、このように全身に張りめぐらされた経絡が、どのように身体のはたらきを調整しているのか、「経穴」のはたらきをみていきます。

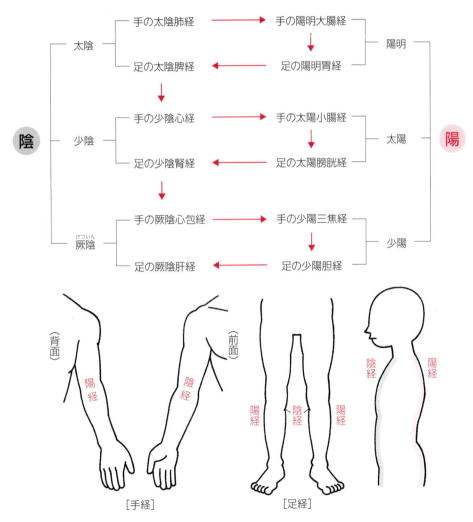

図2-3 ● 正経の循環と陽経・陰経

表2-3 ● 経絡の名称

❶ 手の太陰肺経（たいいんはいけい）
❷ 手の少陰心経（しょういんしんけい）
❸ 手の厥陰心包経（けついんしんぽうけい）
❹ 手の陽明大腸経（ようめいだいちょうけい）
❺ 手の太陽小腸経（たいようしょうちょうけい）
❻ 手の少陽三焦経（しょうようさんしょうけい）
❼ 足の陽明胃経（ようめいいけい）
❽ 足の太陽膀胱経（たいようぼうこうけい）
❾ 足の少陽胆経（しょうようたんけい）
❿ 足の太陰脾経（たいいんひけい）
⓫ 足の少陰腎経（しょういんじんけい）
⓬ 足の厥陰肝経（けついんかんけい）

✻「経穴」、すなわち「ツボ」とは

　気の滞りを防ぐための気の出入り口と考えられるポイントを、東洋医学では「経穴」、すなわち「ツボ」といいます。ツボは全身に360余あるといわれています。これは、1年の日数に匹敵します。さらに今日では、全身には1,000個以上のツボがあるともいわれています。

　ツボは、経絡を通して身体がよりよく機能するために、体表面に張りめぐらされたものです。経絡は内臓から体表へ、体表から内臓へと気血の流れるルートの役割を担っています。気が経絡を介して全身をめぐることで、五臓六腑は正常に機能することができます。

　このように東洋医学では、気・血・津液と、その循環経路である経絡、ツボが生体の機能を担うシステムになっているのです。

✻ ツボに現れる身体症状

　内臓に変調が現れると、経絡上のツボにも変化が現れます。身体の変調を、経絡上に現れるツボの変化から知ることができます。では実際に、どのような症状が現れるのでしょうか。

　代表的な変化としては、圧痛、硬結、陥下などがあります。圧痛とは、押圧すると押圧された部位に限局性に出る痛みのことを指し、心地よい「虚痛」と、思わず痛いと感じる「実痛」があります。体力のない患者の多くは、心地よい虚痛を感じます。虚痛には、「イタ気持ちいい」という表現がぴったり当てはまります。「虚実」の項目で説明したように、「虚」の人は指圧・マッサージで押さえられることを欲しているので、圧迫されると心地よい痛みを感じます。

　硬結とは、コリや痛みの部位がぐりぐりとして固くなることで、これは「実」の状態です。陥下は、体表面に力なく、張りなく、柔らかくぶよぶよしてくることをいい、これは「虚」の状態に当てはまります。これらの体表面の変化をみつけて、手当てを行う目安にします。症状が軽減してくると、体表面の変化も次第に消失していきます。

　また、ツボの位置がはっきりわからなくても、目安となるポイントがあります。そのポイントのことを「阿是穴」といいます。阿是

穴とは、押して痛いところ、気持ちのいいところのことで、経絡や既存のツボにこだわらずに使えるポイントです。阿とは「あ～」、是とは「そこそこ」という意味で、まさにその場所に手を当ててほしい場所ということです。この阿是穴を目印に指圧・マッサージを行うこともできます。

✤ ツボを刺激しながら行う　ナーシングマッサージ

　指圧・マッサージをすることで、経絡上に循環する気血の滞りを防いだり、改善したりすることができます。その刺激の加え方によって、身体の機能を活性化したり、逆に鎮静化したりすることができるということです。

　さらに、ツボを刺激することで、病んでいる臓器にも刺激を伝えることができます。臓器の状態はツボに現れるので、体表面の変化をみつけて、手当てを行う目安にします。実際に、指圧・マッサージの刺激を受けて気持ちよいと感じる部位は、身体が何らかの刺激を欲している部位、というようにとらえることができます。

　適度の刺激を受けて症状が軽快すると、体表面の変化も次第に消失していきます。これは、刺激によって、凝り固まっていた症状や変調が改善し、調った結果、その症状が消えていった、ととらえることができます。先に示した「阿是穴」の反応も、症状の軽減とともに次第に消失していきます。

　経絡のはたらきを意識しながら、ツボの刺激の方法や強さを工夫して、看護場面で適用するのが、ナーシングマッサージの手技になります。

参考文献
1) 山田光胤ほか：図説東洋医学 基礎編, 学習研究社, 1979.
2) 寺澤捷年, 津田昌樹 編：絵でみる指圧・マッサージ, JJNブックス, 医学書院, 2002.
3) 天津中医学院, 後藤学園 責任編集：針灸学 基礎編 改訂版, 東洋学術出版社, 1996.
4) 天津中医学院, 後藤学園 編：針灸学 臨床編, 東洋学術出版社, 1993.

（河内香久子）

Part 1 — 3
ナーシングマッサージに**指圧・マッサージの手技**を活用する

指圧・マッサージとは

　指圧・マッサージは、実施者の手指によって対象者の体表に力学的刺激を与えることで生体反応を起こし、生体の変調を調え、疾病の予防や健康を増進する手技です。器械や器具を使わずに、実施者の手や指で対象者に気持ちよい、心地よい刺激を与えることができます。

基本となる手技と
生体の治癒が促される作用

　今日では、あん摩、指圧、マッサージはひと括りに「マッサージ」と呼ばれており、対象者に実施するときに「マッサージ」と説明して行っている人も多いと思います。実施の方法や作用等にはそれぞれ相違点があります

が、いずれも同様の生体の反応を起こし、生体の変調を調えます。

✱あん摩、指圧、マッサージの相違点

　あん摩や指圧は衣服やタオルの上から実施するのに対して、マッサージは皮膚に直接オイルやクリーム類を塗布して実施します。また、あん摩やマッサージは軽擦法、揉捏法などの手技をさまざまに組み合わせて実施するのに対して、指圧は主に一点圧の刺激を身体の反応点に与えていきます。

　実際には、これら3つの手技を厳密に区別することなく、それぞれの特徴を生かして実施しますが、大切なのは対象者の状態に合わせて行うということです。やせて体力が落ちている骨粗鬆症の高齢者に対して、強い指圧を行うのは望ましくありません。しかし、臥床が続き、下肢が乾燥している対象者に、

クリーム類を用いてゆっくりとやさしく下肢をマッサージするのは、とてもよいケアになります。

指圧・マッサージの生体作用機転と注意点

指圧・マッサージを受けると、身体のコリ感や硬さがほぐれると同時に、ぽかぽかと温まります。さらに、適切な力や圧加減の指圧・マッサージを受けていると「気持ちいい」感覚が生じ、終わった後は「身体が軽くなった」と、指圧・マッサージの魅力を実感します。

指圧・マッサージは皮膚に加える「触圧」作用であり、直接的には循環器系に働き、間接的には神経反射により神経・筋系に影響を与えます。ここでいう触圧感覚とは、皮膚や筋膜、腱、関節などに器械的なエネルギー（さする、揉むなど）を与えたときに起こるすべての感覚をいいます。

✲循環器系、神経系に及ぼす影響

1. 循環器系に及ぼす影響

指圧・マッサージによって、血液やリンパ液の循環を促進します。

表3-1 ● ブリューゲル・アルントシュルツの刺激法則

刺激の強さ	生体機能
弱い刺激	神経機能を呼び起こす
中等度の刺激	神経機能を高める
強い刺激	神経機能を抑制する
最も強い刺激	神経機能を制止する

2. 神経系に及ぼす影響

[体性神経系]

指圧・マッサージは、神経・筋系の興奮性と機能に密接に関連します。それを示したのが「ブリューゲル・アルントシュルツの刺激法則」です（表3-1）。弱い刺激は神経・筋の興奮性を高め、機能を増進させ、強い刺激は鎮静的に働いて、病的な筋緊張を取り除く効果があります。

ナーシングマッサージは、弱い刺激～中等度の刺激で行うのが望ましいでしょう。強い刺激は「揉み返し」を引き起こす要因にもなります。揉み返しは筋繊維が損傷を受け、痛みやだるさが続きます。患者から「気持ちいい」と言われようと、ついつい強めの力で長めにマッサージしてしまった結果、翌日に揉み返しが起きてしまった——こういった事態にならないよう、施術中に患者に適切な力や圧加減を確認することは言うまでもありませんが、「少しもの足りないかな」と思うくらいの加減で行うとよいでしょう。

[自律神経系]

　指圧・マッサージを患者に行うと、「気持ちいい」という言葉が返ってきます。言葉以外にも、うとうと眠ったり、眉間にしわが寄っていた表情が緩んだり、という反応もあります。このようなときは「快」の感情が生じていると考えてよく、指圧・マッサージの重要な効果といえます。

　このような「快」の感情は、間脳視床下部（図3-1）にある感情や情動の中枢と深く関連します。さらに、間脳視床下部には自律神経の調節を行う中枢、ホルモンの中枢があり、これらは密接に関連しています。つまり、皮膚に与えられた指圧・マッサージの一点圧、複合圧が「快」の感情と結びついて作用したとき、生体全体、特に自律神経系、ホルモン系に大きく影響して生体のさまざまな変調を調え、疾病の予防につながるのです。

　不安や心配といった「不快」な感情は、意欲を停滞させ、ホルモン分泌に影響し、疾病を引き起こしやすくなります。このような「不快」な感情をもつ患者には、「快」の感情を高める指圧・マッサージを取り入れてみてください。

　「気持ちいい」を引き出すことは、患者の心に影響してきます。東洋医学的には、「気」と「血」の流れは密接な関係があります。「気」が充実し、滞りなく流れていれば、「血」の流れもスムーズになります。不安や心配が募り、身体を動かさずにふさぎ込むように考えていると、「気」が消耗したり、流れが滞ります。その結果、「血」の流れも滞ります。指圧・マッサージは血液やリンパ液の循環を促進するといわれていますが、東洋医学的な

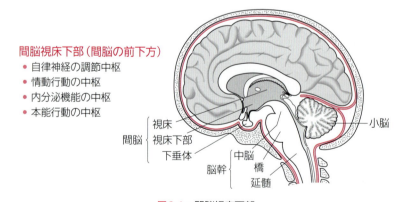

間脳視床下部（間脳の前下方）
- 自律神経の調節中枢
- 情動行動の中枢
- 内分泌機能の中枢
- 本能行動の中枢

図3-1 ● 間脳視床下部

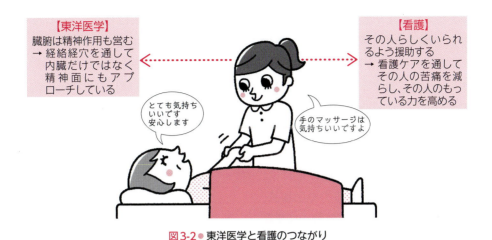

図3-2 ● 東洋医学と看護のつながり

「気」や「血」の流れも改善させるのです。

滞ってうつうつとした感情から「気持ちいい」を引き出すことで、患者の心が少しでも前向きに変わり、元気が出て、指圧・マッサージを受けた後におしゃべりを始めることもあります。傍にいる看護師がこのような変化を見守ることができたならば、お互いにこれ以上うれしいことはないでしょう（図3-2）。

私たちは痛みがあるところを自然に手で押さえたり、さすったりします。これには痛みを緩和し、安心感や心地よさを与えるはたらきがあります。

感覚を伝達する神経線維は、触圧覚は太いAβ線維が、痛覚は細いAδとC線維が担っています。これらの感覚は脊髄後角でコントロールされ、触圧覚は刺激を伝達する門を閉めるように、痛覚は門を開けるように働きます。

触圧覚は痛覚より伝導速度が速いとされ、触圧覚は痛覚が脊髄に入るのを防ぎます。さらに、この門の開閉は、大脳など中枢からの影響も受けます。「気持ちいい」といった快の感情は、「つらい」といった不快の感情を緩和させるように働きます。

このように、痛みのある患者に対して快い刺激で指圧・マッサージをすることで、安心感や心地よさをもたらし、痛みを緩和する効果が期待できます。

✿ 指圧・マッサージの3つの作用

指圧・マッサージの生体に対する作用機転には、いろいろな手技を用いて、神経や筋へ

の興奮性を高め、機能を増進する作用と、逆に、鎮静的に緊張を取り除く作用の2種類（興奮作用と鎮静作用）があります。この2つの作用は、生体に対する刺激量（刺激の度合い、刺激の強さ、作用時間）と患者の状態によって決まってきます[1]。この2つの作用のほかに、反射作用があります（表3-2）。

指圧・マッサージの興奮・鎮静作用には、ナーシングマッサージにおける力や圧加減、実施時間、受け手となる患者の年齢や病態等が関連します。刺激量というと難しく聞こえますが、ナーシングマッサージを行う目的や部位を明確にして、手技の内容を一定の順序で組み立て、実施時間の配分を考えておくと、実施しやすくなります。

内臓の機能に異常があると、それに伴う不快症状があるほか、内臓知覚反射や内臓運動反射によって体表に「痛み」や「コリ」などが現れます。この体表の「痛み」や「コリ」を取り除くと内臓の機能が調整され、症状は軽快に向かいます。内臓は自律神経系の支配を受けているので、体表からの指圧・マッサージの刺激が反射機転を介して内臓の機能を調整するのです（反射作用、体性-自律神経反射）。

基本手技

指圧・マッサージは種類によって実施方法や作用等にそれぞれ相違点がありますが、基本となる手技はほぼ共通しています。さまざまな手技がありますが、ここでは看護師が行いやすい5つの手技を紹介します。

❋ 軽擦法（けいさつ）

ゆっくりとなで、さすることで、対象者に安心感をもたらします。血液、リンパ液の循環を促進し、痛み、しびれ、冷え、浮腫を改善する作用があります。

- **手掌軽擦法**：手掌を実施部位にぴったりと密着させ、適度な圧を加えながら、なで、さすります（図3-3a）。

❋ 圧迫法

ゆっくりと圧を入れ、ゆっくりと圧を離すことで、対象者に心地よい刺激感をもたらし

表3-2 ● 指圧・マッサージの3つの作用

作用	作用機転
興奮作用	病的に機能の減退している神経や筋肉に対して、その興奮性を高め、機能の回復を図る
鎮静作用	病的に機能が亢進している神経や筋肉に対して、その興奮性を低め、機能の回復を図る
反射作用	疾病部位から離れたところに指圧・マッサージを行い、反射機転により神経や筋肉、内臓などに刺激を与え、機能の調整を図る（例：体性-自律神経反射）

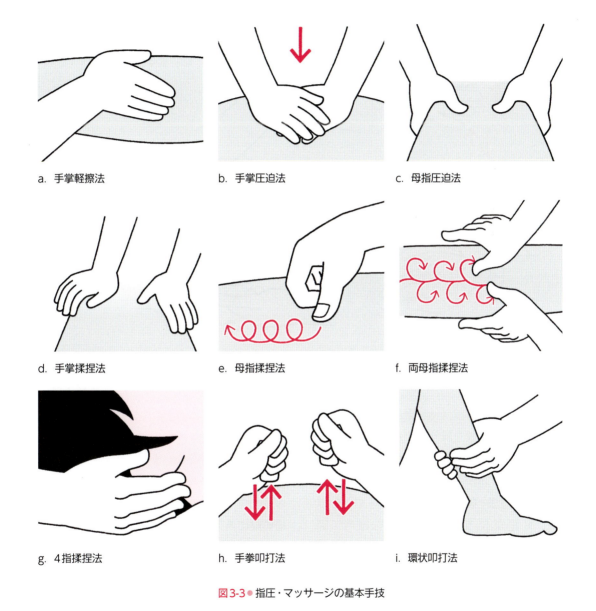

図3-3 ● 指圧・マッサージの基本手技

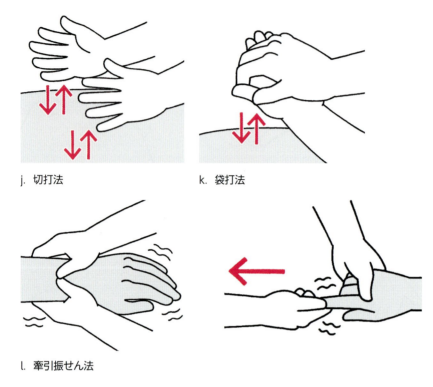

j. 切打法　k. 袋打法

l. 牽引振せん法

図3-3●つづき

ます。圧迫と弛緩を繰り返すため、血液、リンパ液の循環を促進したり、神経や筋の機能を抑制する作用があります。

- **手掌圧迫法**：身体の深部に向かって、手掌で実施部位を垂直に圧迫します（図3-3b）。
- **母指圧迫法**：身体の深部に向かって、母指で実施部位を垂直に圧迫します（図3-3c）。

❋ **揉捏法**（じゅうねつ）

主に筋に対して行います。筋をやさしく揉むことで、対象者に心地よいほぐれ感をもたらします。筋内の血流を改善し、筋肉疲労や筋萎縮に効果があります。

- **手掌揉捏法**：手掌や手根部（手関節の手掌側）を筋に対して押さえ、揉んでいきます（図3-3d）。
- **母指揉捏法、両母指揉捏法**：母指を筋に対

して押さえ、揉んでいきます（図3-3e, f）。
- 4指揉捏法：2〜5指を揃えて、筋に対して押さえ、揉んでいきます（図3-3g）。

❋ 叩打法

「トントン…」とリズミカルかつ断続的に、一定のリズムで叩きます。血流や神経系の機能を改善する作用があります。
- 手拳叩打法：軽く握り拳をつくり、両拳の第5指側（尺側）で左右交互に叩きます（図3-3h）。
- 環状叩打法：両手の母指と示指で輪をつくり、そこに上肢や下肢を挟み、両手で挟み込むように叩きます（図3-3i）。
- 切打法：開いた手の第5指側（尺側）で左右交互に叩きます（図3-3j）。
- 袋打法：左右の手掌を交差し、空気を含ませるように合わせて、一方の手背側で空気を抜くように叩きます（図3-3k）。

❋ 振せん法

手掌や手指を細かく振るわせて、軽やかに振動を与えます。血流を改善したり、筋をリラックスさせる作用があります。
- 牽引振せん法：対象者の上肢や下肢、手足の指を軽く引っ張るようにしながら、手掌や手指を振るわせます（図3-3l）。

手技を行うときの基本

ナーシングマッサージは、ただ手を動かして、患者のつらいところを押したり揉んだりするのではありません。看護師の手で観察し、感じ、実施していきます。手指、手掌、手背すべてを意識して、ゆっくりと気持ちを集中させていきます。

❋ 指圧の原則

指圧には「垂直圧・持続・集中の原則」といわれる3原則（表3-3）[2]があり、指圧実践のすべての基本になります。

表3-3 ● 指圧の3原則

第1原則：垂直圧の原則	人体は複雑な曲線、曲面の複合体であり、これらに対して最も適合した、効果的な刺激を与える。そのためには、常に垂直圧で行う
第2原則：持続の原則	一定強度に押圧したら、その圧を緩めずに、そのまま一定時間継続する。この間、指の感覚を確認したり、対象者の反応を観察して、刺激を適したものにしていく
第3原則：集中の原則	実施者の技術と精神を一致させ、施術中は全精神力を集中させる。また、実施者と対象者の精神的な一致を図る

（近政彩子：今の看護にプラス！安楽指圧マッサージ―指圧・マッサージを継続して実践するために，消化器最新看護, 17（1）：86, 2012 より改変）

✥ ナーシングマッサージの方法

指圧は、「触れる」「押す」「離す」が一連の流れになります。ナーシングマッサージもこの流れに沿って行います。

- 触れ方：軽く、柔らかく触れます。
- 押し方：ゆっくりと圧を入れます（漸増圧）。
- 離し方：ゆっくりと圧を離します（漸減圧）。

✥ ナーシングマッサージの力・圧加減

ナーシングマッサージは、軽圧法を基準にします。

- 軽圧法：対象者が気持ちよい程度の圧加減
- 快圧法：対象者が幾分痛いと訴える程度の圧加減

✥ ツボの押さえ方

患者の身体のツボに対して、心地よい刺激を与えるポイントを表3-4にまとめました。

ナーシングマッサージ実践の基本

ナーシングマッサージは、適応症（表3-5）に従って行うよりも、患者とかかわる看護場面や患者の苦痛症状に合わせて行うほうがやりやすいでしょう。例えば、看護場面では清拭や足浴のとき、苦痛症状では安静により肩や背中がこってしまい、不眠を訴えるときや、浮腫で足が重だるく、冷えがあるときなどの症状緩和に、ナーシングマッサージは効果的です。

表3-4 ● 身体のツボに対して心地よい刺激を与えるポイント

❶ ツボを押さえるときは、垂直圧・持続・集中の3原則を常に考えながら行う
❷ ツボに対して垂直に圧をかけるためには、看護師の腰や上肢などに負担がかからないように、看護師や患者の体位を調整する
❸ ツボを押さえるときは、患者に力や圧加減を必ず確認しながら行う
❹ 事前に患者に呼吸法（圧をかけるときに息を吐き、圧を緩めるときに息を吸う）について説明し、患者の呼吸に合わせてツボを押さえる
❺ ツボを押さえる時間はひと押し3秒で、そして3秒かけて離すことを基本とする
❻ 1つのツボを3～5回繰り返して押さえていく

表3-5 ● ナーシングマッサージの適応症（例）

消化器系	機能性胃腸症、胃アトニー、便秘
呼吸器系	感冒、気管支喘息、気管支炎
循環器系	貧血、浮腫
整形外科系	筋肉痛、筋萎縮、関節拘縮、腰痛症、肩こり
産婦人科系	月経痛、月経前症候群、不妊症、更年期障害、妊娠時マイナートラブル（つわり、便秘、腰痛）、産痛の緩和
その他	自律神経失調症、病後の回復時、疲労時

❋ 刺激量を考える

ナーシングマッサージの刺激量は、患者の状態（病態、年齢など）、力や圧加減、実施時間の長短、手技の内容が関連します。

軽擦法は一番刺激量が少なく、どのような患者にも使える手技です。

揉捏法、叩打法は患者によっては注意が必要です。例えば、体力が落ち、るいそうのある患者は筋肉もやせているため、揉捏法は痛みを及ぼすことがあります。また、痛みのある患者には、叩打法は痛みに響いて痛みを助長させることがあります。

患者の状態を考えて、短い時間、弱い刺激で、効果的に行います。

1. 時間

ナーシングマッサージは患者とかかわる場面や患者の苦痛症状に合わせて行っていくため、実施する時間に決まりはありません。例えば、倦怠感や痛みといった症状に対して行う場合は数分間、清潔ケアや会話の中で行う場合は数分〜数十分間と、状況に合わせて行います。おおよその目安としては、数分〜長くて30分以内としてよいでしょう。

状況によっては、忙しくてとても10分間もマッサージをする時間がとれない場合もあります。大切なのは、患者と実施する看護師がマッサージをする時間にお互いに集中できるということです。時間がないからと焦って行うよりも、たとえ3分でもゆっくりと気持ちを込めて行うほうが効果があります。しっかりと触れているだけでも、安心をもたらすケアになります。ゆっくりと気持ちを集中させて行うことで、「大切にされている感じがする」と話す患者もいます。その心地よさを感じるひとときを共有することが、ケアになります。

2. 回数

1日1回を基本と考えるとよいでしょう。しかし、神経痛や関節痛などの症状を改善させたい場合などは、患者の状況に応じて1日2〜3回行う場合もあります。

3. 圧加減

実際に両母指を使って患者を指圧する姿勢をとって、ちょうどよいと思う圧加減で体重計を押してみてください。何kgを示していたでしょうか？適切な圧は対象者によって異なります。例えば、男性と女性、30〜40歳代の人と70〜80歳代の人では、心地よさを感じる圧には差があります。

ナーシングマッサージは、疾患があったり、体力が低下している人が主な対象者となるので、圧は3〜4kgが適切でしょう。もちろん、押す、揉むことはせずに、ていねいにさする

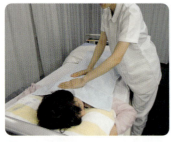
① 片方の肩背から腰部（臀部）にかけて手掌で軽擦

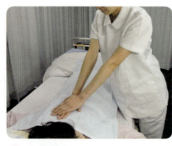
② 脊椎中央とその両側を手掌で圧迫

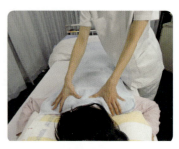
③ 肩背から腰部（臀部）にかけて母指で圧迫

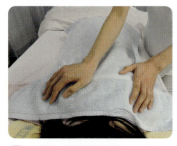
④ 肩背から腰部（臀部）にかけて手掌で揉捏

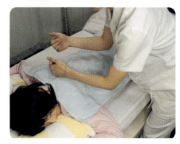
⑤ 肩背から腰部（臀部）にかけて手拳で叩打

⑥ 軽擦で終了（①と同様）

図3-4 ● 腹臥位で行う肩背部および腰部（臀部）のナーシングマッサージの実際

マッサージだけで十分な人や、強めが好みで3〜4kgの圧ではもの足りない人もいます。施術中に患者に「痛くないですか？」とたずねたり、表情を確認しながら行うようにしましょう。

また、圧加減は部位によっても異なります。肩や後頸部、頭部はやや強めに圧をかけると心地よさが得られやすいですが、膝窩部や腹部、顔面は弱めの圧で行うようにします。

✤ナーシングマッサージの手技の組立て

ナーシングマッサージは手技を一定の順序で組み立てると、一連の流れをもった技術になり、行いやすくなります。手技を組み立てるポイントを以下にまとめます。

❶基本となる手技は、軽擦法→圧迫法→揉捏法→叩打法→軽擦法の順序で組み立てます。大切なのは「軽擦に始まり、軽擦に終わる」ということです。これはナーシングマッサージを始める際と終わりにする際の

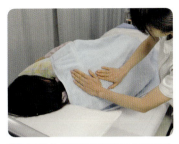
① 肩背から腰部（臀部）にかけて手掌で軽擦

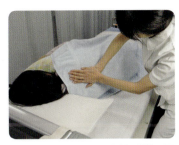
② 脊椎中央とその両側を手掌で圧迫

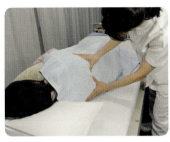
③ 肩背から腰部（臀部）にかけて母指で圧迫

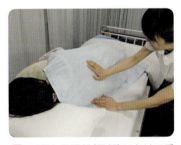
④ 肩背から腰部（臀部）にかけて手掌で揉捏

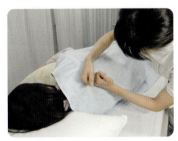
⑤ 肩背から腰部（臀部）にかけて手拳で叩打

⑥ 軽擦で終了（①と同様）

図3-5 ● 側臥位で行う肩背部および腰部（臀部）のナーシングマッサージの実際

あいさつにもなります。

❷ 実施時間、環境によって、手技の組立て方を調整します。例えば、車イスを使用している患者に、数分間、肩にナーシングマッサージを行いたい場合は、手掌軽擦法→母指圧迫法→手掌軽擦法という組立ても可能です。

❸ 頭の中で手技の内容を考えていても、実践するときに手が迷い、順序にばらつきが生じることがあるかもしれません。その場合は軽擦法を行います。身体に手掌を密着させてゆっくり軽擦を行いながら、改めて手を通して患者の状態を観察して、患者にあった手技を考えていきましょう。

❹ 1つひとつの手技を行う際には、患者から手を離さないように心がけます。例えば、手掌圧迫法で、ある部位を圧迫した後に次の部位の圧迫に移る際は、その手を患者から離さずに移すと、患者は触れられている安心感が途切れることなく続きます。

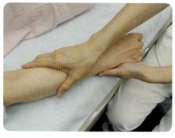
① 手先から肘に向かって、手と前腕を包み込むように手掌で軽擦

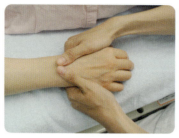
② 手関節を外側に向けて、ゆっくりと円を描くように両母指で軽擦

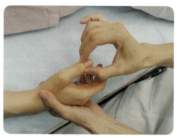
③ 手の「井穴」を実施者の示指と母指でつまむように挟み、揉捏

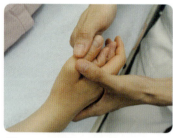
④ 指は1本ずつていねいに、5本すべて末梢から中枢方向へ、手関節を超えるところまで両母指で軽擦

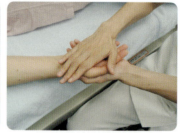
⑤ 手を返して、手掌も手背と同様に、ゆっくりと円を描くように手掌で軽擦

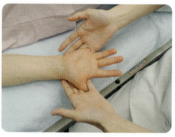
⑥ 実施者の小指を対象者の母指内側、小指内側に置き、手掌のストレッチ

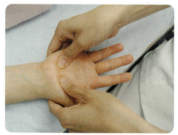
⑦ 手掌全体を母指で圧迫

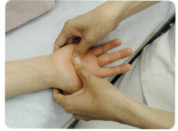
⑧ 手掌中央の「労宮」を指圧

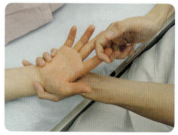
⑨ 指を1本ずつ、牽引振せん。軽擦で終了（①と同様）

図3-6 ● 手のナーシングマッサージの実際

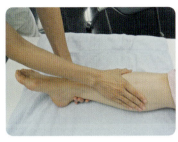 ① 足先から膝に向かって、足と下腿を包み込むように手掌で軽擦

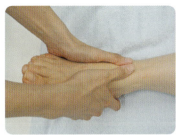 ② 足関節を外側に向けて、ゆっくりと円を描くように両母指で軽擦

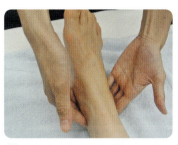 ③ 内踝とアキレス腱、外踝とアキレス腱の間を中枢へ向かって4指で軽擦

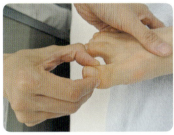 ④ 足の「井穴」を実施者の示指と母指でつまむように挟み、揉捏

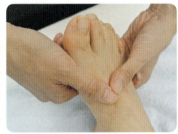 ⑤ 指は1本ずつていねいに、5本すべて末梢から中枢方向へ、足関節を超えるところまで両母指で軽擦

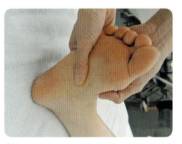 ⑥ 足底をまんべんなく、母指で軽擦（圧痛や硬さのあるところは軽めの圧を加えてやや念入りに行う）

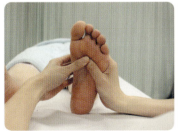 ⑦ 足底にある「湧泉」を指圧

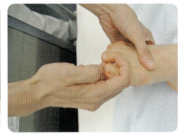 ⑧ 指を1本ずつ、牽引振せん

⑨ 軽擦で終了（①と同様）

図3-7 ● 足のナーシングマッサージの実際

❺体位に応じてナーシングマッサージの垂直圧のかけ方は変わります。患者の身体に対して垂直に圧をかけますが、例えば患者の姿勢が腹臥位と側臥位の場合では、垂直圧のかけ方が違ってきます。腹臥位と側臥位で行う肩背部および腰部（臀部）のナーシングマッサージの実際を図3-4と図3-5に示します。図では各種の手技の用い方も含めた順序を示していますが、この流れに沿って、すべての手技を用いなくてはならないと考える必要はありません。ただし、最初と最後の軽擦法は、その人の身体に触れることへの始まりと終了のあいさつとして、どのような場合であっても行いましょう。

❋手と足のナーシングマッサージの実際

手と足のナーシングマッサージの実際を図3-6と図3-7に示します。

手や足のナーシングマッサージは肩背部および腰部に比べて実施する範囲が狭いため、圧のかけ方も異なり、手指で行う手技が多くなります。例えば、下腿や前腕の丸みに沿って「包み込むように」手掌軽擦し、対象者の指1本という小さい範囲を2本の指（両母指）で軽擦します。指の皮膚の触点の密度は多い[3]ため、ナーシングマッサージによる触れる感覚が、実施者と対象者のそれぞれに多く伝わると考えます。ゆっくりとていねいに手や足のマッサージを行うことは、看護師と患者がお互いに触れる感覚を共有できる、価値あるケアの時間といえるでしょう。

引用文献
1) 東洋療法学校協会 編：あん摩マッサージ指圧理論, 改訂新版, p.36, 医道の日本社, 1988.
2) 近政彩子：今の看護にプラス！安楽指圧マッサージ―指圧・マッサージを継続して実践するために, 消化器最新看護, 17(1)：85-89, 2012.
3) 坂井建雄, 岡田隆夫：人体の構造と機能〔1〕解剖生理学, 系統看護学講座 専門基礎分野, p.415, 医学書院, 2012.

（福田彩子）

Part ① 4

ナーシングマッサージにかかわる**リスク**

　看護の場面でのマッサージは、対象者が患者であることから、日常生活が自立している健康な人を対象とするときとは異なる課題があります。病気の治療中であったり、重篤な症状に見舞われていたりする場合でも、看護師は患者の病態を理解したうえでマッサージを行うという状況があり、看護場面で行われる指圧・マッサージには、多くの患者へのさまざまな効果とともに、幾分かのリスクも伴っているといえます。皮膚を通して身体を物理的に刺激するマッサージには、特に対象者が患者である以上、ある種の危険を伴うのは当然です。それらのリスクを慎重に管理し、患者がよい効果を体験しているかどうかに気を配る態度が、看護師が行うマッサージには求められます。

　どのようなリスクが発生する可能性があるかを、事前に具体的に見極めておくことと、有害事象発生時の対処法についてあらかじめ検討しておくことで、マッサージ本来の効果的なケアを提供できます。

マッサージの可否の判断

　マッサージの禁忌や注意が必要な状況については、指圧・マッサージのテキスト[1-4]の中で、あん摩マッサージ指圧師の立場から記述がされています。それらを参考にして、入院患者あるいは在宅にいる利用者に提供するナーシングマッサージにおいて、リスクを避けるポイントを表4-1に整理しました。

ナーシングマッサージを看護計画に取り入れる

　病気の治療の経過および現在の症状と可能

表4-1 ● ナーシングマッサージの禁忌や注意が必要な状況

対象者の疾患や症状	留意事項・禁忌など
出血傾向のある人、血栓や動脈瘤の形成が推測される人	マッサージの対象としない
リンパ浮腫のある（疑われる）部位	一般的な浮腫と異なり、この部位をマッサージするとリンパの流れが滞り、炎症を誘発して苦痛を与える危険がある。リンパ浮腫が疑われる場合には、リンパドレナージの手技を習得している認定セラピストの看護師に依頼する。または、認定セラピストに確認のうえ、リンパの流れに影響がない部位に、限局的にマッサージを実施する
表在性の炎症があったり、皮膚の状態が悪い部位、骨折・打撲などの外傷部	傷病のある部位にはマッサージは行わないが、ツボの選択によっては、当該部位を避けて、遠隔での刺激を効かせることが可能な場合がある
喀血や吐血、下血、激しい疼痛などの急性症状がある場合	基本的にマッサージは行わない。しかし、苦痛緩和を目的とする場合には、十分に情報収集し観察したうえで、症状の発生している部位を避けて、軽く触れるのみとする
高齢者や活動性の低下している患者、治療上の副作用のために骨粗鬆症が進んでいる患者	マッサージの積極的な対象ではないが、希望がある場合は、反応を観察しながら軽擦法など骨に垂直な力がかかりにくい手技で、少ない刺激量で行う
妊娠の可能性のある人や妊婦	指圧部位の選択やマッサージの強さに十分配慮する。腹部への刺激量には十分に注意し、腹臥位のような腹部圧迫姿勢は避ける

なADL動作を確認してから、ナーシングマッサージの導入を計画します。患者の病状の今後の見込みや将来に向けての治療の進め方はナーシングマッサージの実施に大きく影響するので、看護計画全体の中でマッサージケアの位置づけを考えて、チームの確認・了解を得る必要があります。

バイタルサインや検査データによって患者の病状を観察し、治療法との矛盾がないかどうかを再度確認のうえ、医師の了解を得て、マッサージの計画を立てます。誰が、いつ・どのようなときにマッサージケアを担当できるのかについてあらかじめ考慮し、リスクマネジメントについても準備しておくことは、他のケアと同様です。

炎症・浮腫などがある部位や手術創や放射線照射部位などはマッサージには適さないので、患者が希望しても行いません。そのような場合は患者の気持ちを受け止めて、皮膚の状態がよい部位のマッサージを提案したり、あるいは、皮膚をさする、押すなどの刺激を与えることはせずに、手を当てるだけ、握るだけといった接触でも、患者によっては効果的です。

発熱、衰弱等で全身状態がよくない場合は、マッサージは消耗を促進する危険があるため積極的な適応にはならず、患者も希望しないことが多いです。しかし、不安感や孤独感を緩和する、コミュニケーションを促すなどの対人関係促進効果を期待する場合は、ケアの時間の長さや時間帯、手技の選択、刺激量の調整を行えば、実施することは可能です。刺激量を極力減らすように心がけ、手を当てることや軽くなでてさすることによって、気持ちがやわらぎます。

患者の状態をよくわかっているプライマリーナースのアセスメントや、医療チームのカンファレンスなどを参考にして、マッサージを実施します。しかし患者の体調は変化しやすいので、実施直前に、全身およびマッサージ部位を観察したり、患者自身の気持ちを確認して、マッサージを実施するかどうか、可能かどうかの判断をします。

リスクを避けるマッサージ手技

✽ マッサージを行う部位・圧・時間

マッサージを行う部位は、患者の希望する部位を勘案しつつ、皮膚の状態が良好でない部位、触れると痛い部位は避けます。

骨粗鬆症の診断名がついていなくても、入院患者の骨は脆弱であると考え、軽擦法(手掌や指を身体全体に密着させて、なでさする)を中心に行います。圧迫法(手掌や指でゆっくり持続的に圧迫する)は骨に垂直方向の力がかかるので、弱い力で行います。患者の栄養状態を含めて全体的な体力や筋肉の量を観察して、マッサージに用いる力の強さや時間を決めます。

患者の全身状態が低下している場合は、圧を特に弱くして、短時間とします。体力の低下が観察されなくても、刺激量が過多とならないよう、入院患者であれば15分間程度で行います。特にはじめてマッサージを行うときには、短時間、軽い刺激で行ってみて、反応を確認することが大切です。患者によっては、強い刺激を希望することがありますが、控えめに行い、様子をみながら進めることを伝えます。

また、ツボを利用することにより、皮膚をさするなどの物理的な刺激を減らすことが可能です。

✽ 異常のアセスメント

マッサージ開始後も、異常が起きていないかどうかを継続的に観察します。言語的に表現できないなどにより、マッサージに対する反応を確認しにくい患者の場合は、筋緊張、表情、息づかい等を慎重に観察し、継続して行ってよいかどうかを判断します。

✤ 実施者側の注意点

免疫力が低下している患者にも身体接触を行うため、マッサージを実施する看護師自身の体調管理に留意します。手洗いを励行し、必要時はマスクを着用するなどして、感染の伝播を防ぎます。また、患者からの感染を受けないように、スタンダード・プリコーションを守り、院内感染予防のための適切な行動をとります。

✤ 実施後の評価と副反応への対応

マッサージを開始することと終了したことを患者にしっかりと告げ、終了時の反応を確認し、評価することが大切です。マッサージ実施後、一定の時間が経ってから、患者が筋肉痛などの副反応や疲労、一過性の倦怠感を訴える場合があります。そのような反応をきちんと受け止めるためにも、チームでのかかわりと報告が必要です。何か気になる反応がみられるときには、必ず具体的に記録し、チームに報告し、その後の観察のポイントを確認し、副反応が現れたときの対応を検討します。それらの結果を反映しながら、次のケア計画を修正していくというプロセスの中から、その人に最も有効なナーシングマッサージの提供ができるようになります。

ナーシングマッサージを患者に提供するためには、マッサージ手技を習得し、チーム内の技術レベルを一定に保つ必要があります。患者の安楽に関心が高く、マッサージ手技の習得に強い関心をもっている看護師が研修を受講するなどして知識・技術を獲得し、それをチームで共有するとよいでしょう。その人のアドバイスを受けながら、ケアの内容を組み立てると、看護技術としての安全性が高まります。

これまでのところ、看護師のマッサージによる有害事象の報告はみられていません。1人ひとりの患者の病態を理解していること、実施前後の患者の状態を観察できることは、看護師の強みです。そうした強みを生かしてアセスメントすることが、マッサージのリスクを減らし、患者にとっての利益を最大にすると考えます。

リスクを避ける環境整備

病床に置かれている点滴スタンドなどは、治療には不可欠なものであっても、マッサージ手技を実施するうえでは、看護師にとってのリスクとなりえます。点滴、ドレーン、バルーンカテーテルなどは、マッサージをする看護師のスムーズな手技の流れを妨げる原因になります。また、無理な姿勢でケアを実施すると、腰痛や治療処置のトラブルが発生する可能性があります。患者の体位を移動させ

るときや自分の姿勢や動作を変えるときには、各種ラインの位置を確認しましょう。

病室であれ、在宅であれ、ベッド周囲には床頭台や患者の私物などがあり、看護師は必ずしもマッサージに適した位置に立つことはできません。また、ベッドの高さが低く、調節が難しいときは、看護師にとってつらい姿勢で実施せざるをえないこともあります。病床はマッサージのための環境ではないので、看護師は自ら疲れにくい姿勢を工夫する必要があります。動ける患者にはできるだけ看護師側に近づいてもらったり、ベッドを手前側に動かしたりなどして、看護師自身の安全のために、マッサージしやすい適切な位置に看護師が立つ、または座ることが大切です。

患者が動けない場合など、看護師と患者との距離がマッサージするには遠すぎる際には、看護師の姿勢に無理が生じ、上肢の反復動作を支える看護師自身の筋肉が疲労してしまうことがあります。適宜、姿勢を変えたり、ベッドに肘をつくなどして、疲れにくい姿勢を工夫しましょう。ただし、マッサージしやすいように、患者の体位に合わせてベッドの高さを変えたり、柵を付け替えた場合は、マッサージ終了後に忘れずに元に戻してください。

価値あるナーシングマッサージのために

リスクを伴うにもかかわらず、ナーシングマッサージは患者に受け入れられ、求められているという現実があります。

ナーシングマッサージが必要とされる理由としては、第一に、マッサージは、具体的に身体内部の機能を高めたり、抑制したりしながら、その人の回復力を引き出すように働くと期待されること、第二に、看護師が触れること自体に苦痛をやわらげる効果があること、があげられます。病床の苦しい状況の中にあるからこそ、マッサージは患者に気持ちよさや安心感をもたらし、苦痛をやわらげるように働きかけるため、患者に切実に求められているのです。身体的、心理的、霊的な苦痛のある複雑な状況の中で、また医学上の治療が及ばないような状況であっても、マッサージには患者の苦痛を緩和できる可能性があります。

看護師は、ナーシングマッサージによる種々の影響とともに、患者にとっての利益を理解したうえで、個別の患者のニーズに応えるようなマッサージを提供していく必要があります。

引用文献

1）寺澤捷年, 津田昌樹 編：絵でみる指圧・マッサージ, JJNブックス, 医学書院, 2002.
2）芹澤勝助：あん摩・マッサージの理論と実技, 第3版, p.124, 医歯薬出版, 1979.
3）東洋療法学校協会 編：東洋医学臨床論（あん摩マッサージ指圧編）, p.2, 医道の日本社, 1993.
4）東洋療法学校協会 編：あん摩マッサージ指圧実技（基礎編）, p.85-86, 医道の日本社, 1991.

参考文献

1）大野夏代ほか：マッサージによるリスクを最小化する試み, 日本看護技術学会誌, 14（1）：46-48, 2015.

（大野夏代）

Part 2

[基礎技術編]
看護の日常生活支援に活用する

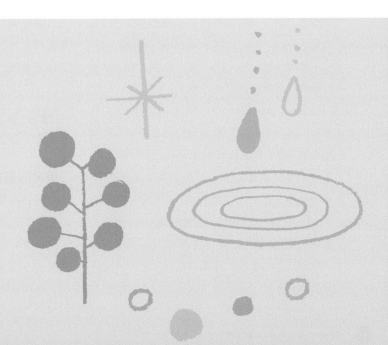

Part 2

呼吸を調える

1

　生体に欠かせない酸素を身体のすみずみに行きわたらせ、代謝活動を行い、二酸化炭素を排出する呼吸は、生命活動の1つです。その生命活動を担うのは「肺」です。

　東洋医学における「肺」は、咳や喀痰、呼吸困難といった呼吸器症状に関連するのはもちろんのこと、生体を維持する要素（気・血・津液）のうち、特に気の生成と血・津液の運行に大きくかかわります。

　日常的に観察される呼吸器症状を考えてみると、肺の活動が円滑に行われ、適切な呼吸がされると、健康な皮膚を保ち、血色もよく、人はいきいきとします。かぜもひきにくく、はつらつとした声で元気がある状態になります。逆に、肺の活動に問題があると、息苦しさ、咳嗽などが生じ、疲れやすく、元気がない状態になります。皮膚の乾燥などの変化もみられます。

　また、東洋医学に特徴的なところとして、「憂い悲しむ感情」があります。心、つまりさまざまな精神活動や感情は、内臓の機能と密接に関連して営まれ[1]、「心身一如」というように、心と身体は不可分なのです。看護も身体面、精神面など、全人的に対象者を理解します。このように、東洋医学と看護では、通ずる視点があります。

ナーシングマッサージのポイント、留意点

✻呼吸器疾患のある患者に対して

　慢性呼吸不全や気管支喘息など呼吸器疾患をもつ患者に対しては、肩背部や上肢のナーシングマッサージを行うとよいでしょう。患者の安楽な体位（ファーラー位や端座位で、テーブルを前方に置いて、もたれかかるなど）

を保持し、ゆっくりとした速度でマッサージを行います。

　息苦しさなど、呼吸の変調があると、疲労感が強くなり、体力が消耗します。症状が長期に及ぶと、食事や睡眠に影響を及ぼし、体重が減少する人もいます。頸部、肩背部の筋は緊張感を伴い、さらに息苦しさは不安を助長させます。マッサージの圧加減は弱めにして、体調によっては軽擦法だけでも十分安楽なケアになります。

　症状が安定しているときは部分浴とマッサージ、またはマッサージ後に深呼吸や肩・上肢の軽い体操を組み合わせます。いずれも時間配分には留意が必要ですが、温まった身体は程よく緊張感も緩んでいて、マッサージをリラックスして受けやすい状態です。さらに、マッサージを受けた身体は、患者自らが「動かしやすい」「眠りやすい」状態になります。総じて、患者の活動性や安楽の向上につながります。「気・血・津液」の運行もスムーズになり、穏やかな呼吸のケアにもなります。

✤かぜ症状のある患者に対して

　「かぜは外から侵入する」という表現もあるように、日常からかぜを寄せつけない身体のケアが必要です。特に「風」を冠したツボ

column

東洋医学からみた肺のはたらき

❶ **呼吸は代謝活動を担う**
　規則正しいリズミカルな呼吸は「気」の生成を促進し、生体内のさまざまな代謝活動を滞りなく、すみずみまで行えるようにします。

❷ **皮毛とのつながり**
　肺は、体表面を覆う皮毛（皮膚とうぶ毛）の機能をつかさどっています。呼吸が問題なく行われると、食物から得たエネルギーを全身に送るように促し、皮膚をつやつやと健康な状態に維持し、防御機能を高め、かぜをひかないようになります。

❸ **鼻、喉とのつながり**
　鼻や喉は呼吸の門戸であるように、肺の活動に調和がとれていると、鼻汁、嗅覚、発声、呼吸などの活動も円滑に行われます。

❹ **血と津液の運行**
　気の生成が充実していると、血や津液の運行も助けられ、体内の水分代謝が円滑に行われます。

❺ **憂い悲しむ感情**
　肺の活動が失調すると、憂い悲しむ感情が生じやすくなります。

（図1-1）は日常からケアすることが大切です。

かぜをひきそうであったり、またひいてしまった場合には、「風」を冠したツボに対するケアを取り入れましょう。特に寒気があるときは、温罨法や、ドライヤーの温風を当てて温め、心地よい圧加減でマッサージを行います。かぜの初期手当てとして、とても有効です。

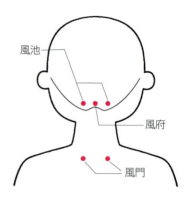

図1-1 ●「風」を冠したツボ

❋ 鼻づまりなど、鼻の症状のある患者に対して

アレルギー性鼻炎など、鼻汁や鼻づまりに悩まされる患者は多くいます。鼻の症状に対するケアは、呼吸器症状の予防ケアとしての意味もあります。

鼻づまりは鼻からの適切な呼吸が難しくなり、嗅覚に支障を及ぼし、集中力も低下します。このようなときは、顔や前頭部を指圧するととても気持ちがよく、鼻づまりに伴う頭重感やぼーっとした不快感をやわらげます。

鼻炎を発端にかぜをひいたり、体調を崩す人も多くいるので、鼻炎のときは鼻の症状だけでなく、肺に関連したツボへのマッサージも併せて行いましょう。くしゃみや咳があるときは、肩背部のマッサージを行うと、くしゃみや咳に伴う疲労感の緩和になります。鼻をかんだり、すすったりという動作を繰り返すと、顔～頭や後頸部に緊張感を及ぼし、疲労感も大きくなるので、「風」を冠したツボのマッサージも取り入れます。

❋ 日常ケアやセルフケアとして

呼吸は生命活動の1つですから、ここで紹介するマッサージはどの人に対しても実施できるものです。例えば、高齢者に対する日常ケアとして、適切な呼吸の維持を目的に、肩背部や後頸部のマッサージを行ってもよいと考えます。かぜや鼻づまりの症状について紹介したマッサージは、健康な人のセルフケアとしても使えます。

体調や年齢など患者の状況に応じて、圧加減や時間に配慮しながら行っていきましょう。

ナーシングマッサージの実際

✳ 活用するツボ（ツボの位置は p.142 – 144 参照）

- 肩背部にあるツボ：頸部や体幹部には補助呼吸筋があります。また肺兪、身柱、大椎のツボがある肩背部全体は、呼吸器症状があると筋のコリ感や疲労感が生じます。ここに温罨法や軽擦法を行うと、とても気持ちがよく、楽になります。
- 「風」を冠したツボ（図1-1）：風池、風府、風門があります。
- 顔・頭にあるツボ：迎香のほかに、前頭部〜頭頂部には、鼻づまりなどの鼻の症状全般に使うツボがあります。

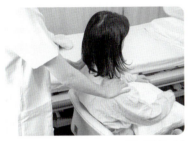
1 患者の背部から、肩〜肩甲間部、肩〜前胸部、肩〜上腕にかけて軽擦

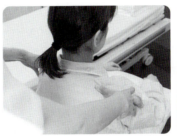
2 第7頸椎の外側から肩峰までを3つに分け、強さを患者に確認しながら母指圧迫

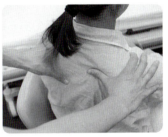
3 第7頸椎から肩甲骨下縁あたりまで、脊椎棘突起間2横指外側を母指圧迫

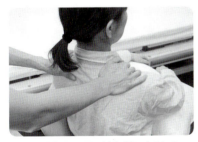
4 後頭部から肩、前胸部にかけて、コリや張り、圧痛のある部位を軽く4指揉捏または手掌・手根揉捏

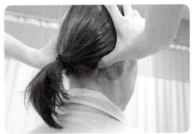
5 風池、風府を母指圧迫（写真は風池の母指圧迫の様子）

6 肩〜肩甲間部、肩〜前胸部、肩〜上腕にかけて軽擦（1と同じ）

図1-2 ● 息苦しさ、咳などのある患者に座位で行うナーシングマッサージ

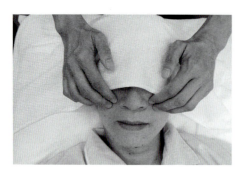

ゆっくりと呼吸に合わせて、軽く指先で指圧する

図1-3 ● 迎香の指圧

✿ ナーシングマッサージの手順

1. 息苦しさ、咳などのある患者へのナーシングマッサージ

患者が安楽な体位を保持します。息苦しさ、咳などのある患者へ座位で行うナーシングマッサージの手順を図1-2に示します。

2. 鼻づまりのある患者へのナーシングマッサージ

❶迎香の指圧

ゆっくりと呼吸に合わせて、軽く指先で指圧します（図1-3）。セルフケアの場合は、第2・3指で軽く指圧すると、やりやすいです。

❷前頭部のマッサージ

前頭部は比較的強めの力加減で行うと、すっきりと爽快感が得られます。指圧する位置はおおよそ指1～2本間隔で構わないので、前髪の生え際から頭頂部に至る箇所をゆっくりと指圧していきます。

引用文献
1）寺澤捷年：絵でみる和漢診療学, JJNブックス, p.10, 医学書院, 1996.

（福田彩子）

Part 2

モーニングケア

質のよい睡眠後のすっきりとした目覚めは、爽快感とともにその日の活動性の高まりをもたらします。「朝」に行う習慣は、その日の活動のエネルギーを充実させ、動き出すためのセルフケアとして貴重なものです。ベッドから起き上がれない人には、経絡を使った刺激が「快」の感情と結びついて作用したとき、寝ぼけている生体機能が活動に向けて調えられ、快い目覚めにつながります。また、寝疲れといった全身的な疲労には、手足など身体の末梢や背部から「気血」の滞りをほぐすことが効果的です。

看護師が行う従来の「手足をさする」「背中をさする」という軽刺激が、まさにナーシングマッサージです。夜間の様子を聞きながらさする（手掌軽擦法）行為が、短時間であっても「気血」のめぐりの改善につながり、患者の心や生体に快の反応をもたらします。

ナーシングマッサージの
ポイント、留意点

忙しい朝の時間帯ですが、タオルでの洗面時に、顔や頭部のツボを数回刺激してみましょう。短時間のかかわりでも、温熱効果に加えて、快刺激から心地よい目覚めにつながります。

ツボは「点」でなく、「面」であるといわれています。気持ちよい刺激であるように、頭や顔への母指圧迫法は、親指の腹全体を当てることを意識して、「垂直圧・持続・集中の原則」といわれる3原則を念頭に行います。刺激の程度は、弱刺激（神経機能を呼び覚ます、覚醒・安寧作用）で十分です。患者に力加減を聞きながら、"ゆったりと心を込めて"行います。ブラッシング（整髪）も頭皮への刺激となります。

また、夜間の様子を聞きながら、背部・肩や上肢へナーシングマッサージを行うことは、手や背中をさするといったタッチング技術の延長であり、安全な技術といえます。寝ている身体を、気持ちよく徐々に呼び覚まし、「今日も元気に！」とエネルギーがわいてくるようなケアを行っていきましょう。

ナーシングマッサージの実際

✽ 活用するツボ

　顔のツボの位置を図2-1に示します。その他のツボの位置はp.142-147を参照してください。

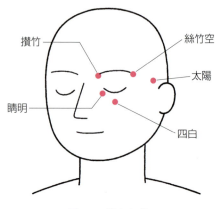

図2-1 ● 顔のツボ

✽ すっきりした目覚めを助ける　ナーシングマッサージ（図2-2）

　温タオルで顔を拭く際に軽くツボの母指圧迫を加えると、すっきりとした目覚めを助けることができます。

❶温かい熱布タオルで顔全体を蒸した後、顔面全体を清拭し、乾タオルを当てます。

❷眼球に気をつけながら、「眼窩下縁に沿って、目頭〜目尻〜こめかみ」「眉毛の先端〜外端〜こめかみ」にかけて、移動しながら母指圧迫します。ここには、睛明、四白、攢竹、絲竹空、太陽などのツボがあります。

❸頭部の軽擦で大脳を目覚めさせます。乾タオルを頭部にずらして、手掌で頭部全体を包み込むように軽擦します。

❹百会を身体の中心に向けてゆっくりと母指圧迫します。百会には、全身の気が百会で交わるという意味があり、自律神経を安定させ、全身を調整するはたらきがあります。

❺頭部全体にリズミカルに切打、袋打を行います。強すぎないように軽快に行います。

❻最後に頭部全体を軽擦します（❸と同じ）。

✽ 肩こり感、頭重感を緩和する　ナーシングマッサージ（図2-3）

❶「後頸部」「頸部〜肩峰〜上腕」「肩峰〜胸部中心」にかけて、手掌軽擦を行います。

❷風池、肩井を軽く圧迫します。風池は、示

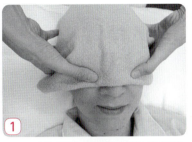
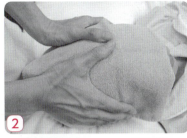

① 眼窩下縁に沿って、目頭〜目尻〜こめかみの方向へ、移動しながら母指圧迫

② 手掌で頭部全体を包み込むように軽擦

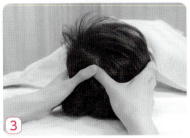
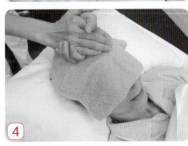

③ 百会を身体の中心に向けてゆっくりと母指圧迫

④ 頭部全体を軽快に切打、袋打

図2-2 ● すっきりした目覚めを助けるナーシングマッサージ

指・中指・薬指・小指を後頭骨に引っかけるようにして軽く手前に引き寄せるようにすると、適度な刺激量となります。
❸ 天柱を中心に、後頸部を4指揉捏します。
❹ 腕を包み込むように手掌を密着させて、末梢から中枢へ手掌軽擦します。

✤ 寝疲れ、倦怠感を緩和するナーシングマッサージ（図 2-4）

体位は、安楽枕を抱えるようにして、前傾側臥位に整えます。
❶ 「肩〜肩甲部、腰背部」にかけて、手掌軽擦します。
❷ 「脊柱両側の左右起立筋（脊柱起立筋）」を手掌揉捏して、背部全体の緊張をほぐし、循環を改善させ、身体を目覚めさせます。
❸ 後頸〜肩背部にかけても同様に、軽くマッサージ（4指揉捏または手掌揉捏）して、コリをほぐします。
❹ 背中全体に叩打法を行い、最後に❶と同様に手掌軽擦をして終了します。

✤ 末梢からの刺激で目覚めを促すナーシングマッサージ

時間がない場合には、経絡を生かした上下肢からのアプローチが有効です。検温をしな

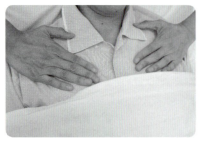
① 肩峰〜胸部中心にかけての手掌軽擦

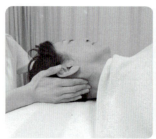
② 風池(左)、肩井(右)を軽く圧迫

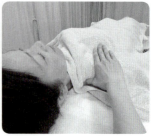

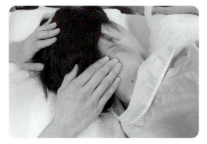
③ 天柱を中心に、後頸部を4指揉捏

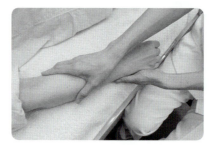
④ 腕を包み込むように手掌軽擦

図2-3●肩こり感、頭重感を緩和するナーシングマッサージ

がら「手」「腕」の軽擦や手掌揉捏を行うだけで、倦怠感の緩和が期待できます。

また、手や腕には合谷、労宮、外関、内関、手三里、曲池など、自律神経を安定させるだけでなく、肩こり、頭重感などの症状を改善するツボがあります。体位を調整する必要もなく、簡単に、かつ短時間でアプローチが可能です。夜の様子を聞きながら軽くツボを押したり、手掌や手背のマッサージを行うと、患者はとても気持ちがよいものです。

下肢の倦怠感を訴える患者には、湧泉を中心とした足底の指圧や、下腿のマッサージも効果的です。

上肢・下肢のマッサージについては、p.30 図3-6、p.31 図3-7 も参照してください。

(中山久美子)

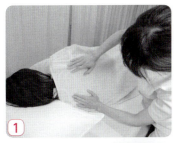
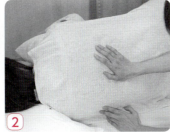
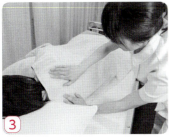
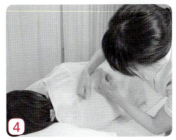

① 肩〜肩甲部、腰背部全体の手掌軽擦

② 脊柱両側の左右起立筋（脊柱起立筋）の手掌揉捏

③ 後頸〜肩背部にかけての揉捏

④ 背中全体の叩打

図2-4 ● 寝疲れ、倦怠感を緩和するナーシングマッサージ

column

さわやかな目覚めには陽気を高めるケアを

　東洋医学は「人間と自然の調和」が基本であり、季節や時間の移り変わりに応じて、人間は心身を調えるように生活します。例えば、冬から春、春から夏のような季節変化は、その中に寒から暖、暖から暑という気候変化も含まれます。人間は変化に応じて衣服を調整し、旬にあった食べ物を食べたりします。

　1日の変化も同様です。夜から朝、朝から夜といった時間変化に対して、人間は活動を静から動、動から静へと調えていきます。さわやかに目覚めるケアは「静から動」の移り変わりを助け、活動力を高めるきっかけになります。

　身体の調整には、「陽の気」と「陰の気」のバランスが大切であり、「身体のやる気」「心のやる気」を高めるには、「陽の気を触るとよい」という考え方があります。昼夜逆転はそのバランスが崩れることであり、自然治癒力の低下やさまざまな身体の変調につながります。

　健康時には、一時的に就寝時間が遅くなっても、陰陽のバランスを回復する力が備わっています。しかしながら、体力が消耗しているときには、陽気を高めるケアがさわやかな目覚めをもたらします。顔面や頭部、背腰部には、「陽」の字が入る「足の陽明胃経」「足の太陽膀胱経」が流れており、目覚めのケアにこれらのナーシングマッサージをぜひ活用したいものです。

Part 2 3

食欲を調える

　食べることは人にとって大きな楽しみであり、生きるための大きな糧です。入院中や療養中の生活の中では、食事は生活リズムをつくり、季節や行事を楽しむ機会になります。東洋医学では、適切な飲食物から得られた栄養分は「後天の気」を生成し、生命の源となるエネルギーになります。

　しかし、食べることや栄養の消化吸収を行う消化器は、さまざまな理由で不調が生じやすい臓器です。消化器疾患を有する場合はもちろんですが、安静臥床をしている入院中や在宅療養の患者は、身体活動が少ないため、機能性胃腸症（non-ulcer dyspepsia；NUD）を起こしやすい状況にあります。また、心理的な要因でも胃痛や食欲不振、嘔気・嘔吐などを起こしやすく、胃腸は心の健康と深い関係にあるといえます。さらに、過食や過度の飲酒など、食べることでストレスを発散させることもあり、それも心身の不調につながります。

　このように、さまざまな原因で起こる食欲の不調を調えたいときに、ナーシングマッサージは役立ちます。不快症状を抑え、身体を快適な状態に調えることができると食べることが楽しみになり、全身が良好な状態になる、このようなよい「気のめぐり」になるように、ナーシングマッサージを活用します。

　手術後などの場合でも、直接患部に触れなくても、経絡を用いて、食欲を調えるための看護ケアを行うことができます。

ナーシングマッサージの ポイント、留意点

　まず、患者の症状や治療の状況に合わせて、身体の表面をなでさすることから始めます。

胃部の不快症状があるときは、胃のあたりが冷たくなっていることが多くみられます。そのようなときは、ドライヤーや温枕などを活用し、温かい・気持ちよい程度に温めます（図3-1）。

また、モーニングケアやイブニングケア時に、胃腸の機能を目覚めさせるために、軽擦などの柔らかな刺激を与えたり、経絡理論を取り入れたケアを組み合わせるなど、さまざまな場面で用いることができます。

腹部へのマッサージの圧加減は、弱めにします。腹痛や嘔気・嘔吐があるときに腹部のマッサージを行うと症状が変化しやすいので、十分注意します。セルフケア指導の際は、圧のかけ過ぎに注意するように伝えます。

腹部や背部にマッサージをすることで、症状が現れるのではないかと心配な場面では、

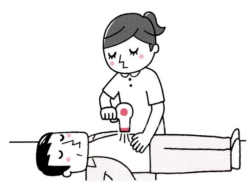

手のぬくもりを伝えたり、ドライヤーを使って腹部をやさしく温める

図3-1 ● 胃部の不快症状に対するケア

腹部をゆっくり、円を描くようになでさするだけでも、心地よい安楽を生み出します。

さらに、胃部や腹部、背部に手を当てて手のぬくもりを伝えたり、胃腸を温めることで「気」の緊張をやわらげることができます。

column

食を調えることの大切さ

　西洋医学では、飲食物の消化・吸収には主に胃や小腸、大腸、肝臓などが働きますが、東洋医学では「脾」が重要な役割をもちます。もちろん、東洋医学における胃や小腸、大腸も大切な役割をもちますが、脾は胃や小腸、大腸のはたらきをコントロールして飲食物の消化を進め、得た栄養分や水分を全身に送る役割があります。

　脾のはたらきが弱まると、消化器症状が現れるほかにも、ぼーっとしたり、消化機能に多くのエネルギーを要するため食後に眠くなったりと、集中力や、やる気に影響します。

　元気においしく食事をして、飲食物を適切に消化吸収できる身体になるように、「受け皿」となる身体をつくるケアが大切です。

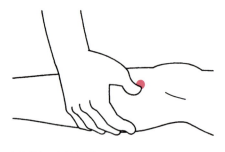
足三里へのツボ押し

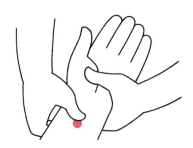
内関へのツボ押し

図3-2● 直接腹部を触ることができない患者に行うナーシングマッサージ

　足や手のツボへの刺激だけを行うこともできますし、腹部や背部のツボと組み合わせることもできます。患者の様子をみながら、行っていくとよいでしょう。

　また、本人ができるときに、患者に自分でできるセルフケアの方法を伝えることも、効果的です。

✿ 直接腹部を触ることができない患者に対して

　腹部の手術後や消化器症状が強いためなどで直接腹部を触ることができないときは、上下肢や背部のツボなどに軽擦法や温罨法などで軽刺激を与えることによって、消化器へのケアを行うことができます。例えば、嘔気があるときは手首内側の内関、足では足三里や三陰交などを軽刺激します（図3-2）。

　患者に説明をしながら、清拭や足浴などの

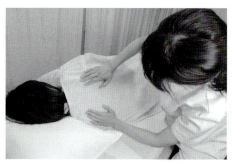
側臥位で胃部や周囲をゆっくりさする。その後、脊柱の両側のツボを押すのもよい

図3-3● 腹臥位、座位がとれない患者に行うナーシングマッサージ

ケアに指圧を加えることも効果的です。

✿ 腹臥位、座位がとれない患者に対して

　腹臥位がとれなくても、側臥位をとれるのであれば、背中を温めて、胃部や周囲をゆっくり大きくさすります。その後、脊柱の両側

のツボを押すと効果的です（図 3-3）。

　清拭時や食事前に、背部を爽快にして、食欲を促すケアを行うことで、消化器全体の不快感もやわらぎます。

ナーシングマッサージの実際

✿活用するツボ（ツボの位置は p.143 – 147 参照）

　腹部、背部、四肢でよく使われる、消化器全体の機能を調えるツボを表 3-1 に示します。食欲不振時や嘔吐時に看護師が何気なくさすっている場所にはこれらのツボがあり、自然と軽い刺激を行っていることも多いものです。看護場面に合わせて、これらのツボに軽擦や圧迫などの刺激を行います。患者に様子を聞きながら、表 3-1 に示したツボを軽擦したり、ツボの周辺にゆっくりとした圧を加えるだけでも、安寧をもたらします。

　さらに、患者本人や家族に、セルフケアが可能なツボを活用するように教育していくとよいでしょう。

表3-1 ● 消化器全体の機能を調えるツボ

腹部	中脘（ちゅうかん）、天枢（てんすう）
背部	膈兪（かくゆ）、肝兪（かんゆ）、脾兪（ひゆ）
上肢	内関（ないかん）、三陰交（さんいんこう）
下肢	足三里（あしさんり）

✿ナーシングマッサージの手順

1. 食事前やモーニングケア・イブニングケア時、入浴後のケアと組み合わせて行うナーシングマッサージ

❶腹部の軽擦

　腹部の軽擦は服の上からでも可能です。臍を中心として大腸の走行に沿って、両手の手掌全体でグルグルと円を描くようにさすります。

　はじめはゆっくり、その後に少し圧を加え、グルグルとなでさすります。

❷腹部の 4 指圧迫

　手の先を合わせて 4 指圧迫を行います。中脘（ちゅうかん）、天枢（てんすう）のツボへの刺激を行うことができます。3 回を 1 クールとして、2 回行います。

　腸の蠕動と排ガスを促す看護ケアである腹

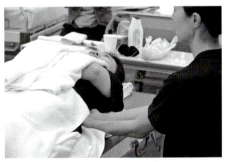

ギャッジの横から手を入れて、指先を鉤のように立てて指圧を行う

図3-4 ● 背部を指圧しにくい場合のナーシングマッサージ

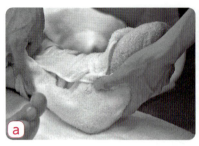 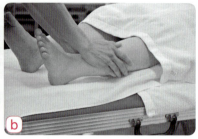

a 清拭時に足を蒸しタオルでつつむなどして温めるケアは、食の機能を調えることにつながる

b 足を温めた後、軽擦して、足三里と三陰交を指圧する

図3-5 ● 清拭時やイブニングケア時に行うナーシングマッサージ

部温罨法や湿布などを組み合わせて行うとよいでしょう。

2. ギャッジアップ時もしくは側臥位で行うナーシングマッサージ

背中全体をゆっくりさすり、膈兪、肝兪、脾兪のツボをゆっくり指圧します。

患者の体位変換が難しく、背部を指圧しにくい場合は、ギャッジの横から手を入れ、手を鉤のようにして4指で圧迫します（図3-4）。

3. 清拭時やイブニングケア時に行うナーシングマッサージ

清拭時に足を十分温めた後、足三里および三陰交のツボを3回押します（図3-5）。

清拭時に足を温めるケアを行うことで、食の機能を調えることにつながります。

✴ セルフケア

患者に、胃部の不快感に効果的なツボの位置と探し方、押し方（心地よく感じる強さで、ギューギューと強く押さないように、ひと押し3秒程度）、回数（1回につき3～5回程度押す）について具体的に説明し、必要時は家族にも伝えます。

背部のツボは、テニスボールやゴルフボールなどを入れて体重をかけることで、刺激を与えることもできます。

また、指圧のほかにも、ドライヤーやカイロを使って温める方法や、温刺激の方法などを紹介します。生活の中でできるタイミングなども、併せて伝えます。

（坂本めぐみ）

Part ②

排泄を調える

4

　生体の生命活動によって生じる老廃物を体外に排出する排泄は、基本的欲求および体調のバロメータの1つです。排泄の変調はさまざまな要因が関連する場合があり、自分でコントロールできない不安感を伴う場合もあります。よって、まずは短時間でも安楽を提供することが、症状緩和の一歩になります。

　例えば、排便の変調として便秘や下痢がありますが、日常生活の習慣（食事、活動量など）や精神的なストレス、不規則な生活が原因[1-3]になっていることもあります。ナーシングマッサージは、腸管へ物理的刺激を与え、自律神経系に作用するため、常習性の便秘や生活習慣による便秘、入院など環境の変化によるストレスから生じる便秘などに効果的です。腹部の張りや不快感、ガスなどは、女性に多くみられる消化不良による症状の1つです。消化機能を高めるようにナーシングマッサージを行うことで、不快症状を軽減し、気分もお腹もすっきりします。

　また、リラクセーションの点から温罨法やアロマセラピーを併用すると、より効果が期待できるでしょう。疾患や薬物の副作用によって排便の変調をきたしている場合は、患者の健康状態や使用されている薬物に合わせて併用します。

ナーシングマッサージの
ポイント、留意点

　排泄を調整する主な神経3つのうち、骨盤神経は脊髄から仙骨神経S2～S4を経由して膀胱と直腸と内肛門括約筋に、陰部神経は脊髄から仙骨神経S2～S4を経由して外肛門括約筋と骨盤底筋につながっています。排泄を調えるツボには第2～4後仙骨孔に

あたる次髎、中髎、下髎があり、神経支配との関連性が考えられます。ツボを1つひとつ探るのには時間がかかりますが、仙骨部全体を温め、ツボに限定せず仙骨部周辺をマッサージする方法は簡便に行えます。

また、経絡のはたらきを使って、手や足にあるツボを刺激することで、排泄を調えることに活用できます。足の陽明胃経にある足三里は、同じ経絡上の天枢と同じく便秘や下痢に効果を表します。合谷や神門も経絡のはたらきを使って便通を簡便に刺激できます。

症状が予測される場合には、予測できた時点や入院時、術前からナーシングマッサージを取り入れると、セルフケアとして定着しやすいでしょう。本人に生活習慣の改善を指導するほか、就寝前やトイレでの「腰背部のマッサージ」や「手のマッサージ」を組み合わせると、効果が期待できます。

患者へセルフケアとしてマッサージを指導する場合は、症状の改善には継続することが必要なことを伝えましょう。症状が安定するまで看護師もケアを実施しながら、セルフケアの状況を評価し、継続を支援するなどの工夫が必要です。

ナーシングマッサージの実際

❋ 活用するツボ [4-6]
（ツボの位置は p.143-146 参照）
排泄を調えるツボを表4-1に示します。

❋ ナーシングマッサージの手順

1. 腰背部（または仙骨部）の温罨法とナーシングマッサージ

座位または側臥位、腹臥位で行います。

70～75℃の湯で温めたバスタオルをビニールに包んで背部全体（または仙骨部）に当て、上から別のバスタオルで覆います（10分程度）。皮膚温が上昇し、腸蠕動音が増加します。

ゆっくりと心地よい程度の圧で、脊柱の両側2横指外側と4横指外側（太陽膀胱経に相当）の経絡を軽擦および母指圧迫します。脊柱両側と、腎兪、志室、大腸兪、次髎を意識して、ゆっくりと行います。

表4-1 ● 排泄を調えるツボ

腰背部	• 排尿を調える：腎兪（じんゆ）、志室（ししつ）、次髎（じりょう） • 排便を調える：大腸兪（だいちょうゆ）
腹部	• 排便を調える：天枢（てんすう）、便秘点（べんぴてん）
上肢	• 排便を調える：神門（しんもん）、第二間（だいにじかん）、合谷（ごうこく）
下肢	• 排尿を調える：三陰交（さんいんこう） • 排便を調える：足三里（あしさんり）

2. 腹部のナーシングマッサージ

腹部は臍の周囲で円を描くように、「の」の字の軽擦を行います。次に天枢、便秘点を意識して、左右の4指を重ねて、やさしく揉捏します。腹部のマッサージは、温罨法をした後に行うと効果的です。

3. 手のナーシングマッサージ

座位または仰臥位で行います。排泄（便通）を調える手のツボを図4-1に示します。

指先から肘に向かって軽擦します。手掌を開いて母指および小指の付け根と手掌を両母指で軽く揉みほぐし、手指を付け根から指先まで軽く圧し、手背全体を軽くなでさすります。無理のない範囲で、手首を左右10回程度回します。

次に、指先から肘に向かって全体を軽くさすります。最後に、神門、第2二間、合谷の刺激をします。神門はツボに母指先端を軽く押し込むように、第2二間と合谷はそれぞれ母指と示指で挟むようにして刺激します。

皮膚の滑りをよくするために、ローションやアロマオイル（患者の好みに合わせて）を使う方法もあります。

4. 足のナーシングマッサージ

下腹部に強い緊張感があり、特に左下腹部に引きつるような鈍い痛みと足の冷えを伴う場合は、蒸しタオルなどで下腿を温め、下腿全体を中枢に向かって軽擦や把握揉捏を行います。

足三里や三陰交のツボを母指圧迫で軽く刺激することも、効果的な方法です。三陰交には冷えや浮腫を軽減するはたらきがありま

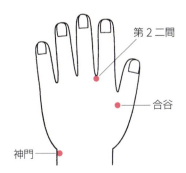

図4-1 ● 排泄（便通）を調える手のツボ

check

合谷（ごうこく）

合谷は大腸経の経絡上にあるツボです。主に大腸のはたらきを調え、便秘のツボとしてよく使われています。

便秘以外にも、肩こり、頭痛、目の疲れ、歯痛など、さまざまな症状に対応できる万能なツボとして東洋医学では知られています。

合谷は身体の変調を敏感に感じるツボで、全身の気の流れをよくする効果があります。誰でも無意識に押さえたことのある場所ではないでしょうか。毎日押さえる習慣をつけると、全身を調整できます。

す。足三里は消化器、特に胃のはたらきを調整するツボです。

✿ セルフケア

❶ 毎食後のケアとして

ゆったりとした呼吸に合わせて、神門と第2二間と合谷を揉みほぐします。毎食後30分くらいを目安に刺激すると効果的です。

患者自身ができる場合には、看護師が声をかけ、毎食後それぞれのツボを、回数にはあまりこだわらずに、できる範囲で刺激します。また、排便時にツボ刺激をすると、効果が期待できます。

❷ 空いている時間に

仰臥位で膝を立て、腹部の「の」の字の軽擦や腹部のツボの刺激を行います。

❸ 座位や立位、仰臥位で

座位や立位の場合は、腰部に母指が当たるように手を当て、母指圧迫を行います。仰臥位の場合は、腰部に握り拳を当てて、腰背部のツボを意識して軽く体重を乗せます。

引用文献

1) 小板橋喜久代 編著：カラーアトラスからだの構造と機能―日常生活行動を支える身体システム，学習研究社，2002．
2) 排泄を考える会：「排泄学」ことはじめ．医学書院，2003．
3) 阿部俊子 監修：エビデンスに基づく症状別看護ケア関連図，改訂版，中央法規出版，2013．
4) 芹沢勝助：ツボ療法大図鑑―ツボの基礎知識と臨床応用のすべて，新版，リヨン社，1995．
5) 増永静人：指圧，医道の日本社，1974．
6) 寺澤捷年，津田昌樹 編：絵でみる指圧・マッサージ，JJNブックス，医学書院，2002．

（兼宗美幸）

column

東洋医学における腎の大切さ

本項では、患者の症状で問題となりやすい排便のケアを中心に記しました。このほかにも、排尿の問題、浮腫など水分出納バランスの問題があります。ここでは、東洋医学の五臓の1つ、「腎」について取り上げます。

東洋医学では、腎は体内の水液代謝のバランスを維持・調整する役割があります。全身をめぐった津液は腎に集まり、不要なものは尿として排泄されます。腎の機能が弱まると浮腫を生じやすく、排尿のタイミングが変調を起こして、頻尿や尿漏れなどを生じやすくなります。また、便の硬さ、軟らかさの状態には、腎の機能が影響する場合もあります。

腎は成長、発育、生殖に関する臓器です。加齢に伴う足腰の弱さ、もの忘れ、聴力の低下などは、腎の機能が弱まっていることを示します。「腎を労わる」ことは、いきいきとした若さ、年相応の元気を維持することになるので、排泄を調える際には腎兪など腎に関連したツボもケアしていきましょう。

Part 2

皮膚のはたらきを調える
清潔ケアを通して

5

　湯船にゆったりと身体を沈め、その日の出来事を思い起こしながら、1日の身体の汚れも疲れも洗い流す…。日本人の多くはほぼ毎日、こうした入浴を通して（もしくは理想としながら）、身体を清潔にしつつ、心身のリセットを図っているのではないでしょうか。身体の清潔を保持するという行為は、セルフケアの基本です。「さっぱりした」「気持ちがよかった」という快の気持ちは、「明日もがんばるぞ」という活力につながります。

　しかしながら、ちょっとした行動にもさまざまな制約を伴う療養生活においては、健康時のような自分流のセルフケアは困難であり、「仕方がない」と多くの人があきらめています。入浴のような全身浴が行えない場合でも、清拭の工夫や部分浴の活用で、少しでも満足感や効果が得られる清潔ケアを提供したいものです。

ナーシングマッサージのポイント、留意点

　清潔ケアは看護師が患者の皮膚に直接触れる機会であるとともに、普段は見えていない部位にも触れやすい機会です。とはいえ、ケアのやり方によっては、肌の露出時間の延長や気化熱により、患者に寒さを感じさせてしまう危険もあります。いつも以上に保温に注意するとともに、あまり長時間にならない配慮も必要です。すべての手技を取り入れようと気負うのではなく、毎日の清潔ケアの中に少しずつナーシングマッサージの手技を取り入れていきましょう。また、ケアの後は水分補給を促しましょう。

ナーシングマッサージの実際

❁ 活用するツボ

（ツボの位置は p.142, 145, 146 参照）

皮膚の清潔ケアに活用できるツボを表5-1に示します。

手足には爪の生え際（1つは足の裏）にそれぞれ6つの井穴があります（図5-1）。井戸水のようにこんこんと五臓六腑のエネルギーがわき出していることを意味し、ヒトの生命活動に深く関与しています。爪の際をマッサージすることで、肝・心・脾・肺・腎などの臓器のはたらきを活発にし、身体に活力を与えます。また、自律神経を調え、身体をリラックスさせ、免疫力や治癒力を高めることが期待できます。井穴のマッサージは、衣服の着脱が必要なく、手軽に行うことができ、清潔ケア時はもちろんのこと、さまざまな場面に取り入れやすい手技です。

❁ ナーシングマッサージの手順

1. 清拭の際に行うナーシングマッサージ

背部を清拭する際は、温かいタオルを背部に広げます。その上から手掌全体を密着させるように当てて、軽い圧を意識しながら、ゆっくりと大きなストロークで軽擦しましょう。張りやコリが感じられる部位は、母指や手掌を使い、揉捏や圧迫を行います。

表5-1 ● 皮膚の清潔ケアに活用できるツボ

下肢	太衝（たいしょう）、三陰交（さんいんこう）
上肢	曲池（きょくち）、労宮（ろうきゅう）
頭頸部	風池（ふうち）、百会（ひゃくえ）
手足の爪	井穴（図5-1）

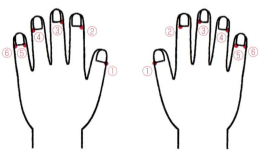

①少商（しょうしょう）、②商陽（しょうよう）、③中衝（ちゅうしょう）、④関衝（かんしょう）、⑤少衝（しょうしょう）、⑥少沢（しょうたく）

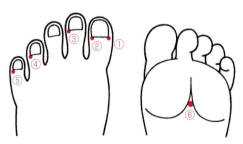

①隠白（いんぱく）、②大敦（だいとん）、③厲兌（れいだ）、④足竅陰（あしきょういん）、⑤至陰（しいん）、⑥湧泉（ゆうせん）

図5-1 ● 手と足の井穴（せいけつ）

2. 足浴の際に行うナーシングマッサージ（図5-2）

湯の中で足をしばらく温めながら、もしくは洗浄する際に、以下の手技を取り入れます。

❶ 石鹸による指の滑りを生かしながら、両母指で足背の腱の間を爪先から足首へさすり上げます（p.31 図3-7 ⑤ 参照）。

❷ 足関節周辺を洗うときには、内踝・外踝の周囲を、母指または4指で圧をかけて、下方から上方に向けてさすり上げます（図5-2 ⓐ および p.31 図3-7 ③ 参照）。

❸ 爪の生え際にある井穴を母指と示指でつまむように揉捏しながら、足趾を1本ずつ洗います（p.31 図3-7 ④ 参照）。

❹ 足浴後は十分に水分を拭き取り、保湿をしますが、体位を安定させたうえで、患者の反応を確認しながら、次の①〜⑤のように、この場面も最大限に活用します。

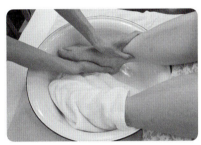

ⓐ 内踝・外踝の周囲を下方から上方に向けてさすり上げる

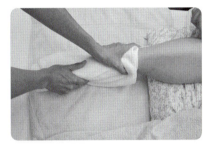

ⓑ タオルの上から両手で足部を包み込むように握り、手掌や指先で足背や足底に圧を加える

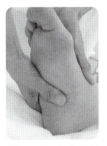

ⓒ 湧泉や足底全体を母指軽擦

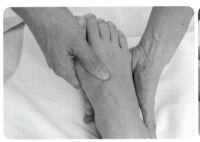

ⓓ 太衝（左）や三陰交（右）を母指圧迫

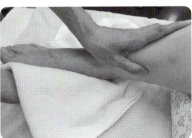

ⓔ 片手で足首を支え、足首の内回し・外回し

図5-2 ● 足浴の際に行うナーシングマッサージ

❶タオルの上から両手で足部を包み込むように握り、手掌や指先を用いて、足背や足底に圧を加えます（図5-2 ⓑ）。

❷湧泉（図5-1参照）を意識しながら、足底全体をまんべんなく母指軽擦します。硬さや圧痛があるところは軽めの圧を加えて、念入りにほぐします（図5-2 ⓒ）。

❸井穴に圧を加えながら、足趾間の水分を十分に拭き取ります。

❹太衝や三陰交を母指圧迫します（図5-2 ⓓ）。

❺最後に、片手で足首を支え、足趾の間に実施者の指を入れて、無理のない範囲で足首の内回しと外回しを10〜20回行い、血流の促進を図ります（図5-2 ⓔ）。

3. 手浴の際に行うナーシングマッサージ

❶手背の指の腱に沿って、指先から手関節を超えたところまで、石鹸をつけて滑らせるように、血液やリンパ液をやさしく流すイメージで、ゆっくりとさすり上げます（p.30 図3-6 ④参照）。

❷実施者の小指を患者の母指内側、小指内側に置き、手掌のストレッチを行い、手掌全体を母指で圧迫します（図5-3 ⓐ）。

❸手掌中央の労宮の指圧を行い、疲労回復を図ります。

❹爪の生え際の井穴を母指と示指でつまむように揉捏します（図5-3 ⓑ）。

❺よく温まったところで、（足浴と同様に）手関節を外回し・内回しします。

4. 肘浴の際に行うナーシングマッサージ

❶肘を湯で温めた後、曲池を母指圧迫します（図5-4）。

❷上腕から肩にかけて、実施者の手で軽擦します。

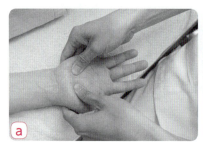
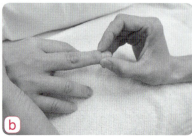

ⓐ 手掌全体を母指圧迫
ⓑ 井穴を母指と示指でつまむように揉捏

図5-3 ● 手浴の際に行うナーシングマッサージ

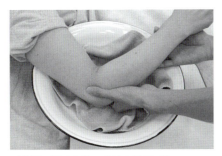

肘を湯で温めた後、曲池を母指圧迫

図5-4 ● 肘浴の際に行うナーシングマッサージ

5. 洗髪の際に行うナーシングマッサージ

❶ 洗髪後、水分を拭き取る際に、マッサージ手技を取り入れます。頭皮は意外に緊張しているので、頭全体を指の腹でゆっくりと母指圧迫します。また、指を使った頭皮へのタッピングも、心地よい刺激になります。

❷ 肩こりが後頸部に広がっている場合や、洗髪時の疲労が残っている場合があるので、顔を横に向けてもらい、後頸部や後頭部の髪の生え際などを4指揉捏します。

❸ 正面を向いている状態で、軽く牽引するようにして、第3・4指で風池を圧迫します。

❹ 頭頂部にある百会を、両手の母指を重ねてゆっくりと圧迫します。

＊ Part 2「2 モーニングケア」も参照してください。

（木村伸子）

column

皮下に流れる「衛気(えいき)」

　東洋医学では、皮下には「気」の一種である「衛気」が流れ、それが体表面をくまなくめぐり、皮膚のパトロールをして、皮膚や粘膜の防衛力を高めていると考えられています。皮膚は単なる防御壁ではなく、表皮細胞には有害な侵入者を防ぐ複雑な免疫機構が備えられています。そもそも身体の清潔を保持するという行為は、皮膚のトラブルの予防や治癒促進、感染予防の意味をもちます。

　ヒトは本来、皮膚の体性感覚が正常に働くことで外界の状況を的確に受け止め、危険を回避し、安全に生活することができます。

　看護師ができるだけ患者の快の反応を引き出すように、そして衛気を意識しながら清潔ケアを行うことは、皮膚の本来のはたらきを調え、患者の自然治癒力を引き出すことにつながるのです。

Part 2

ポジションを調える

6

　人は常に目的に応じた姿勢をとり、身体の苦痛がないように体位を保持しながら日常生活動作を行っています。意識的、無意識的に身体を動かすこと、活動することは、基本的ニードの1つです。

　血管障害や運動機能障害がある場合、手術後や治療上の必要性などによって、活動が制限されることがあります。自由に体位や姿勢を変えられない対象者は、筋緊張あるいは関節や腱の過伸展や長時間の屈曲によって、身体的に苦痛が生じるだけでなく、心理的にも苦痛を感じています。

　また、対象者にとって心地よい姿勢であっても、同一体位を長時間続けていることによって、頸や肩のコリ、腰背部痛、倦怠感が生じます。これらの苦痛を緩和するために、体位変換やポジショニングの援助の際にマッサージを取り入れることが有効です。

ナーシングマッサージのポイント、留意点

　活動が制限され、安静臥床を必要とする多くの対象者は、仰臥位の姿勢で過ごします。仰臥位は体位の中では安楽な姿勢であっても、同一体位を続けていると背部や腰部のつらさを感じます。仰臥位の姿勢でも、腰背部に看護師の手を差し込んで、マッサージをすることができます。自分では体位を変えることができない対象者には、看護師が定期的に体位変換を行い、身体局所にかかる苦痛を緩和したり、姿勢を調えたりします。

　側臥位になったときには、腰背部および下肢にマッサージを行うことができます。ただし、皮膚障害、骨突出部、発赤や褥瘡がある部位には禁忌です。マッサージによる圧迫や皮膚に加わる摩擦とずれが、褥瘡を悪化させ

ます。

　また、姿勢を調えるときにも、上下肢へのマッサージができます。下肢は自分では手が届きにくいため、とても気持ちよく、リラックスできます。体位変換やポジショニングのたびに、上になるほうの上下肢や腰背部に対して実施することをお勧めします。

ナーシングマッサージの実際

✻活用するツボ

　(ツボの位置はp.143, 144, 146, 147参照)

　太陽膀胱経にあるツボを使うマッサージは、腰背部痛の軽減や下肢の倦怠感、冷えをとることにもつながります。太陽膀胱経のうち、腰背部の脊柱の両脇(脊柱起立筋)にあるツボは背部兪穴と呼ばれ、それぞれの高さに対応している内臓を刺激するのに適しています。背部兪穴を意識しながら全体的にマッサージすることは、臥床中の筋肉のコリや痛みの緩和だけでなく、体位による内臓の緊張をとることで、内臓のはたらきを調えるのに

役立ち、症状緩和にもなります。

　下肢のツボ(表6-1)のうち、特に後面にあるツボを意識すると、腰痛に効果的です。

✻ナーシングマッサージの手順

1. 仰臥位で行う腰背部のナーシングマッサージ

　手術後など安静が必要で、体位変換ができない対象者にも行うことができる方法を以下に示します。持続硬膜外麻酔のカテーテル挿入中の場合は、マッサージ中にカテーテルを抜去しないように、常に注意します。

❶対象者の肩を片手で軽く持ち上げ、もう片方の手を背部に入れます。

❷頸から腰部に向かって、脊柱起立筋を4指で揉捏します(図6-1 ⓐ)。脊柱の高さに対応している内臓を刺激したり、腰背部の緊張やコリを軽減したりできます。

❸揉捏が困難な場合は、実施者の4指を屈曲させるだけでも、対象者の体重を利用した4指圧迫ができます(図6-1 ⓑ)。

2. 仰臥位で行う下肢のマッサージ

　主に下腿に行う方法を以下に示します。弾性ストッキング着用中や間歇的空気圧迫装置(フットポンプ)使用中の対象者の下肢を観察した後などにも実施できます。片足ずつ行います。

表6-1 ● ポジショニングの援助の際に活用できるツボ

下腿前面	足三里(あしさんり)
下肢後面	承扶(しょうふ)、殷門(いんもん)、委中(いちゅう)、承山(しょうざん)、太谿(たいけい)、崑崙(こんろん)、湧泉(ゆうせん)

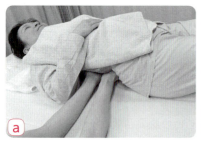 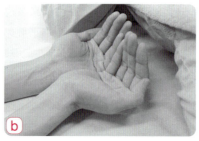

a 脊柱起立筋を4指で揉捏

b 腰背部に当てた手の形（圧迫部位に手を差し込み、指を曲げている）

図6-1 ● 仰臥位で行う背部・腰部のナーシングマッサージ

❶ 足背から下腿前面に向かって手掌軽擦し、次にふくらはぎを軽擦します。足の筋肉の丸みに手を添えながら行うことがポイントです。

❷ 足関節から膝に向かって、脛骨の外縁を手掌圧迫し、次に母指圧迫します。足三里（あしさんり）の圧迫は足の倦怠感を緩和します。

❸ ふくらはぎは手掌で把握するように把握揉捏します。実施者の両手でふくらはぎの一番太い部分を握ると、中指の位置に承山（しょうざん）があります。ふくらはぎを握り、中指で承山を刺激すると、下肢の倦怠感や腰痛緩和につなげられます。

❹ 内踝にある太谿（たいけい）、外踝にある崑崙（こんろん）を4指で軽擦し、刺激します。

❺ 足底全体を軽擦し、湧泉（ゆうせん）は両母指を重ね、実施者の手で足を包むように圧迫します。

❻ 足関節を保護しながら、足首を回します。足首回しをすると下肢の筋肉が収縮し、ポンプ作用によって血流がよくなります。安静臥床患者に起こりやすい深部静脈血栓を予防することにもつながります。

❼ 下腿全体を手掌軽擦して、終了します。

3. 側臥位で行う背部から臀部にかけてのナーシングマッサージ

側臥位あるいは前傾側臥位を保持できる対象者に行う方法を以下に示します。マッサージ中の対象者の姿勢を安楽に保持するため、抱き枕などを使って体位を調えます。1つの手技は2〜3回繰り返します。

❶ 背部全体を手掌軽擦します。両手を使って、背部から臀部にかけて軽擦します。

❷ 脊柱起立筋を左右片側ずつ、肩から臀部に向かって手掌圧迫します。

❸ 両母指を使い、❷で圧迫した脊柱起立筋を左右同時に母指圧迫します。このとき、筋緊張やコリがあるかどうかを確認しながら

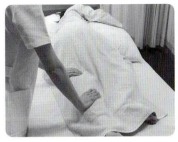 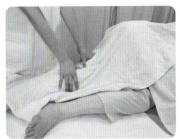 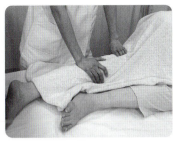

ⓐ 足の付け根から足底まで下肢全体を手掌軽擦　　ⓑ 承扶、殷門、委中、承山を順番に母指圧迫　　ⓒ 手根部で緊張やコリを揉捏してほぐす

図6-2● 側臥位で行う下肢のナーシングマッサージ

行います。

❹ 左右片側ずつ、脊柱起立筋を手掌揉捏します。筋緊張やコリのある部位は、コリをほぐすように揉捏します。

❺ 上側の臀筋も、手掌の付け根（手根部）を使い、手根揉捏します。

4. 側臥位で行う下肢のナーシングマッサージ

体位は前傾側臥位とし、実施者は対象者の背部側からマッサージをします。抱き枕などを使って、体位を安定させます。1つの手技は2〜3回繰り返します。

❶ 下肢全体に手掌軽擦を行います。臀部から足底まで行います（図6-2ⓐ）。

❷ 次に、軽擦した部位を手掌圧迫します。大きな筋肉を捕まえるように圧迫します。

❸ 下肢後面にあるツボを母指圧迫します。臀部と大腿の付け根にある承扶、承扶と膝裏の中間にある殷門、膝裏の委中、ふくらはぎにある承山を順番に圧迫します（図6-2ⓑ）。内踝とアキレス腱の間の太谿、外踝とアキレス腱の間の崑崙を、母指と示指で同時に圧迫します。

❹ 手根部を使い、手掌圧迫、母指圧迫した部位全体を手根揉捏します。コリや筋緊張、倦怠感が強い部位は、ていねいに揉捏します（図6-2ⓒ）。

❺ 足底全体を手掌圧迫し、湧泉を母指圧迫します。

❻ 最後に下肢全体を手掌軽擦して、終了します。

（武田美津代）

column

腰背部にある「背部兪穴」

　太陽膀胱経は顔面から腰背部、下肢、足指へとつながって走行しており、腰背部の脊椎の両側（脊柱起立筋上）には、臓腑の名が冠された「背部兪穴」が縦に並んでいます。「背部兪穴」はその臓腑の状態と強く結びついて、臓腑の状態がツボに反映されます。例えば、便秘のときは大腸兪に、胃もたれのときは脾兪や胃兪に圧痛やコリが生じる、という関連性がみられます。

　「兪」は「輸」の意味であり、臓腑の気が出入りするツボとされています。「兪」がついたツボには、肺兪、大腸兪、胃兪、脾兪、心兪、小腸兪、膀胱兪、腎兪、厥陰兪、三焦兪、胆兪、肝兪などがあります。

Part 2

イブニングケア

7

　睡眠は健康を維持するうえで重要な要素であり、質のよい睡眠をとる必要があります。ストレスの多い現代社会においては、寝つきが悪い、ぐっすり眠れないなどの不眠を訴える人も多いです。不眠であることによって、日常生活への影響が出るばかりではなく、長期にわたると身体的にも精神的にも各種の症状が出現します。病気の療養中であれば、その病気の回復が遅れるだけではなく、新たな病気を発症する可能性もあります。

　イブニングケアのときに、弱めで短時間のナーシングマッサージを行うことで、入眠準備のための気分転換となり、心地よい眠りにいざなうことができます。

ナーシングマッサージのポイント、留意点

　イブニングケアは入眠の準備のためのケアです。患者とよくコミュニケーションをとり、入眠を阻害する身体的、心理的、環境的な要因がないか、最終的な確認をします。

　痛み、しびれ、冷え、疲労感などに対しては、自律神経に働きかけて副交感神経活動が優位になり、リラックスした感覚が得られれば、それだけで症状の緩和が期待できます。

　不安や緊張、ストレスなどに対しては、患者の話を傾聴して気持ちを受け止めることが大切ですが、話を聞きながらそっと背中などに手を置くことで、精神的、心理的苦痛は、より軽減されやすくなることでしょう。精神的に不安定になっている患者に対して、心を落ち着けて苦痛の軽減を願いながら背部に触

れれば、手を通してぬくもりとともにその気持ちが伝わり、患者の交感神経活動を鎮めることにつながると思います。患者の苦痛を理解しようとして背中に触れた手は、ちょうど肩甲骨の間に当たるのではないでしょうか。そこに、自律神経活動を調え、精神を安定させ、不安を軽減させるツボがあるのです。

　眠りを促すために、温熱刺激を併用することも効果的です。手浴や足浴のみならず、蒸しタオルやホットパックを使用することは、心地よい刺激となり、リラックスを促して、眠りに導くことができます。その際、手浴や足浴よりも、蒸しタオルの使用は準備や片づけの手間が省けるため、在宅でケアを行う場合や、スタッフの数が少ない夜勤帯のケアに適しています。また、昼間のうちに患者に腹式呼吸の方法を説明しておき、ケア時にゆったりとした呼吸を促して、リラックス感を得られやすくすることも、効果的です。

　留意すべきことは、就寝前であるため、用いる手技は強圧迫や強揉捏などは極力避けて、弱めの刺激でリラックスを促すという点です。そして、最も大切なことは、ケアをするときの気持ちです。気持ちのこもった手当てによって、患者の心身の苦痛が軽減され、自然と眠りにつくことができるのです。

ナーシングマッサージの実際

✻ 活用するツボ（ツボの位置は p.142 – 147 参照）

　イブニングケアに活用できるツボを表7-1に示します。

✻ ナーシングマッサージの手順

1. 背部のナーシングマッサージ

　患者のことを思って手を触れた背中には、自律神経活動を調整する身柱、不安の軽減を図る心兪があります。手の温かさが伝わるように、ゆっくりと背中に円を描くようにしながら、手掌で軽擦します（図7-1）。これだけでも心の安定につながります。

　体位は、座位でも腹臥位でも可能ですが、大きな体位変換をせずに眠りにつけるという点では、側臥位が適しています。眠りを促すために昼間にケアを行うのであれば、座位も

表7-1 ● イブニングケアに活用できるツボ

背部	身柱（しんちゅう）、心兪（しんゆ）
胸部	膻中（だんちゅう）
頭頸部	安眠（あんみん）、百会（ひゃくえ）、風池（ふうち）、完骨（かんこつ）、天柱（てんちゅう）、太陽（たいよう）
上肢	合谷（ごうこく）、曲池（きょくち）、手三里（てさんり）、神門（しんもん）、労宮（ろうきゅう）、内関（ないかん）
下肢	三陰交（さんいんこう）、太谿（たいけい）、失眠（しつみん）、湧泉（ゆうせん）

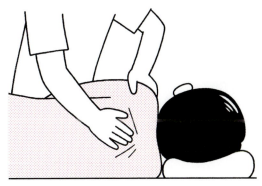

手の温かさが伝わるように、ゆっくりと背中に円を描くように手掌で軽擦する

図7-1 ● 身柱・心兪のさすりかた

よいでしょう。脊柱起立筋上（脊椎の左右2横指外側）に背部の兪穴があり、これらの兪穴の指圧は、心身の疲労回復に効果があります。

❶ 脊柱起立筋上を背中の中央部くらいまで軽擦します。
❷ 背部にあるツボの細かい位置にはこだわらず、脊柱起立筋上を母指で圧迫します。
❸ ❶と同様に背部を軽擦します。

2. 頭頸部のナーシングマッサージ（図7-2）

耳の後ろの乳様突起の前後にある安眠は、まさに眠りを促すツボです。頭頸部には、不眠や頭痛を緩和し、自律神経活動を調整するツボがあります。それらのツボを意識的に刺激しながら、頭部全体をマッサージして、眠りを促します。

マッサージの前に、安眠を含め、後頭部下縁から後頭部を蒸しタオルなどで温めると、リラックスしやすくなるでしょう。

❶ 目も含めて額と頭部にタオルを掛けます。これにより光をさえぎり、入眠の準備も進めます。額と頭部を手掌で包み込むようにして、軽擦します（図7-2 ⓐ）。
❷ 手掌全体で、側頭部を中心に軽く圧迫します。
❸ 5本の手指を使って、側頭部、頭頂部、後頭部を圧迫します。
❹ 髪の生え際の中央部を母指圧迫し、圧迫部位を生え際に沿わせながら、こめかみに向かって少しずつずらしていき（図7-2 ⓑ）、最後にこめかみの太陽を母指圧迫します（図7-2 ⓒ）。
❺ 髪の生え際の中央から頭頂部に向かって母指圧迫していき、最後に頭頂部の百会を母指圧迫します（図7-2 ⓓ）。
❻ 安眠は、示指と中指で乳様突起を挟むようにして、ゆっくりと円を描くようにしながら圧迫します（図7-2 ⓔ）。
❼ 乳様突起の下方の完骨、後頭部の風池と天柱は、示指、中指、薬指、小指を後頭骨下縁に沿って軽く手前に引き寄せるようにしながら、やさしく圧迫します。
❽ 完骨、風池、天柱を4指で揉捏して、眠

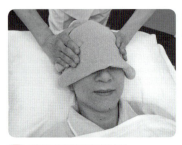
ⓐ 手掌で頭部を軽擦する

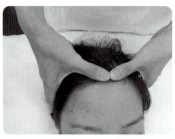
ⓑ 髪の生え際から、こめかみの太陽に向けて、母指圧迫する

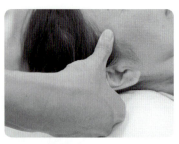
ⓒ 太陽を母指圧迫する

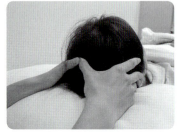
ⓓ 髪の生え際から頭頂部の百会に向かって母指圧迫する

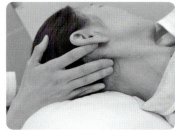
ⓔ 安眠は、示指と中指で乳様突起を挟むようにして、ゆっくりと円を描くようにしながら圧迫する

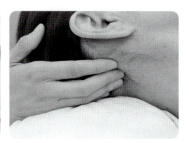
ⓕ 完骨、風池、天柱を4指で揉捏する

図7-2 ● イブニングケアでの頭頸部のナーシングマッサージ

りを促します（図7-2ⓕ）。

❾最後に、頭部全体を軽擦します。

3. 上肢のナーシングマッサージ

上肢の手掌側の内側と中心を通る少陰心経、厥陰心包経の刺激により、自律神経活動の調整を図り、肩こりや不眠に効くツボを刺激しながら、上肢のマッサージを行います。

❶手背から肩に向かって、着衣の上から上肢全体を軽擦します。

❷肩こりや全身の疲労感の軽減を期待して、陽明大腸経の合谷、手三里、曲池を母指圧迫します。

❸少陰心経の神門、厥陰心包経の労宮、内関を母指圧迫します。

❹腕をつかむようにしながら、上肢全体を軽く揉捏します。特に手掌側は、経絡の流れを意識して念入りに行い、自律神経活動の調整を図ります。

❺最後に、軽く軽擦して終了します。

4. 手のナーシングマッサージ

　手のマッサージは、患者の顔を見ながら行うことが可能であり、背部や下肢のマッサージに比べてコミュニケーションがとりやすいといえます。患者の不安や気がかりなことなどを傾聴しながら、行うことができます。

　指先の爪の際には井穴（p.60 図5-1 参照）があり、自律神経活動のバランスを調整する作用があります。患者の話を聞きながら、指先を刺激する手のマッサージにより、睡眠の準備を調えます。

　ローションやマッサージ用オイルがあると手が滑らかになり、マッサージしやすくなりますが、何もなくても実施できます。

❶ オイルを用いる場合は、オイルを実施者の手掌に乗せ、両手を合わせてオイルを温めます。

❷ マッサージの手技は、p.30 図3-6「手のナーシングマッサージの実際」に準じて行います。ゆっくりとやさしく心を込めて行います。

❸ 手の井穴（p.60 図5-1 参照）を意識しながら、爪の際の揉捏を行います。

❹ 手掌の母指圧迫をするときは、中央の労宮を意識しながら行います。

❺ 最後は両手で患者の手を包み込むように挟み、ひと呼吸おいてから、実施者の両手を手前に引きながら、余韻を残すようにして手を離します。

5. 足のナーシングマッサージ

　冷えは不眠に影響するだけではなく、全身の不調につながるので、冷えへの対策も重要です。冷えがあるときには、蒸しタオルや足浴で温めます（図7-3）。

❶ オイルを用いる場合は、マッサージ前に両手を合わせてオイルを温めます。

❷ マッサージの手技は、p.31 図3-7「足のナーシングマッサージの実際」に準じて行います。就寝前のため、よりゆっくりと弱めの刺激となるように心がけます。

❸ 足の井穴（p.60 図5-1 参照）も自律神経活動のバランスを調整します。爪の際の揉捏、足底の湧泉の母指圧迫を意識して行います。

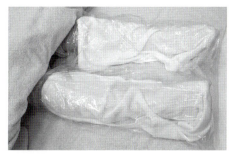

蒸しタオルで足を温める
（実施時は、ビニール袋の上をバスタオルで覆う）

図7-3 ● 足の冷えの対策

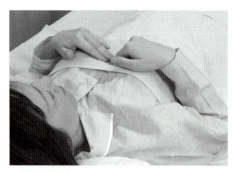

圧をかけるときにゆっくりと息を吐き、圧を抜くときに息を吸う

図7-4 ● セルフケア時の呼吸法

❹踵の中央にある失眠は眠りを促すツボです。失眠の母指圧迫を念入りに行います。
❺足趾の牽引は省略し、足全体を軽擦します。
❻最後はゆっくりと手を離し、余韻を残します。

❋ セルフケア

　胸部の正中にある膻中は、不眠や不安を軽減させるツボです。腹式呼吸と組み合わせて、圧をかけるときにゆっくりと息を吐き、圧を抜くときに息を吸うように患者に説明します（図7-4）。

　その他、頭頂部の百会、こめかみの太陽、手の労宮、神門、内関などはセルフケアをしやすい部位であり、自律神経活動の調整に役立ちます。

（柳 奈津子）

---

column

バランスのとれた睡眠の考え方

　人の身体は自律神経系の支配を受けており、昼間は交感神経活動が優位となって活動し、夜は副交感神経活動が優位となり、休息する方向に向かいます。それぞれの神経活動がバランスよく働くことで、活動と休息もバランスよくとれるのです。

　東洋医学では、睡眠は身体の回復を図る、つまり気や血の充足を図るときです。特に、血の充足は夜間の睡眠によって促進されると考えます。五臓のうち、「肝」は血をプールさせ、「心」はポンプ作用で血を全身にめぐらせます。適切な睡眠は肝のはたらきを安定させますが、睡眠不足では肝のはたらきが低下して、目がかすんだり、いらいらして怒りっぽくなったり…。これは東洋医学の五行説の「肝」と関連します（p.11参照）。また、心のリズムが崩れると、不安になる、夢を見て眠りが浅くなる、などが起こります。つまり、ぐっすり眠るためには、肝や心のはたらきをバランスよくすることも、ケアの1つになります。

　睡眠によって内部環境のバランスを取り戻すという見かたは、西洋医学も東洋医学も同様なのです。

Part 3

臨床への適用
——こんな場面で活用できる事例紹介

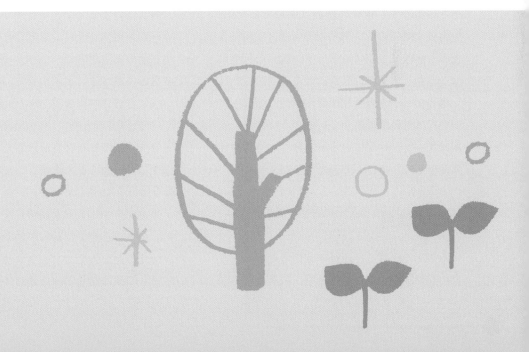

Part 3 — 1

身動きできない
つらさがみられるとき

事例紹介

　Aさん、老年期の女性。
　大腿骨頸部骨折により手術療法を受けました。認知症があります。筋肉が薄く、体格は小さい方です。術後の経過は順調でしたが、手術創だけでなく、腰や背中が痛いと訴え、夜間も熟睡できない様子です。痛みの程度ははっきりしません。表情は硬く、不機嫌です。
　術後の体位制限（股関節の動きの制限）については何とか理解しているようですが、家族によると、自宅にいるときよりも認知機能は低下している、とのことでした。

ケアの適用

　認知症の患者は、術後の体位の制限により自由な動きができないことや、入院による環境の変化の影響で、感情を表現することが難しくなることがあります。このような患者には、臥位の姿勢が長引くことによる腰背部の苦痛を緩和するとともに、看護師に触れられることによる安心感や気持ちよさを期待して、仰臥位のままでできる腰背部から臀部へのナーシングマッサージを行います。
　認知症のある患者は、マッサージの希望部位を明確に述べることが少なく、痛みや体位のつらさを言語的に表現できないことも多いです。神経障害の有無について観察しながら、内出血や骨折のリスクを避けるため、力加減に注意して、強くなりすぎないように相手の反応を確認しながらマッサージを行います。マッサージをすることを説明し、行う手順などを、相手の目を見て話しかけて、確認しながら行うことが大切です。マッサージをしている間も頻回に話しかけながら、通常以上の

慎重さで相手の反応を観察します。また、骨盤や股関節の動かし方にも注意が必要です。患者のポジションを優先させるので、実施者（看護師）は自分の姿勢が疲れないように、立ち位置や座り位置を工夫します。

　Aさんは、手術創の痛みにより不自然な姿勢や動作になり、腰背部に筋緊張や筋肉痛が生じていたため、ツボを意識しながら、腰背部痛の生じている部位や疲れている部位に手を当て、筋肉疲労の軽減を試みました。術後は下肢の安静と不活動性の疲労がみられるので、末梢から中枢に向けて太陽膀胱経を刺激することで、下肢のみならず、腰背部に遠隔刺激をもたらすことができます。皮膚を介したマッサージの刺激により、少しでも気持ちよい時間を味わってもらえるように、指圧の3原則（p.25参照）を意識して圧迫法を行いました。実施者は、自分の呼吸を意識し、患者の呼吸に合わせるようにしました。

ナーシングマッサージの実際、活用するツボ
（ツボの位置はp.143-145, 147参照）

❋腰背部の筋肉疲労の緩和

　術後1日目は、体動による手術創の痛みがあったため、安全な体位である仰臥位のまま、マッサージを実施することにしました。

実施者はイスに座ってベッドにできるだけ近づき、自分の肘を支えにして、患者の腰椎のあたりで、背中の下に手を滑り込ませるようにしました（図1-1 ⓐ）。

　そして、脊柱起立筋の左右2横指外側の位置を刺激しました。この位置には、脊柱に沿って太陽膀胱経のツボが並んでいます。そこに実施者の指頭の高さを揃えて4指を当て、患者の体重を利用して、ごく軽く押し上げるように圧迫しました（図1-1 ⓑ）。

　仰臥位の場合、腰背部のツボを正確にとることは困難であるので、骨を避けるよう、ツボは点でなく面であると考え、脊柱に沿って位置している脊柱起立筋を手がかりに位置を決めて、指圧を行いました。仙骨部のツボ（上髎、次髎、中髎、下髎）を刺激すると、仙骨の持続痛の一時的な緩和になりますし、この周囲には排尿を促すツボがあるので、効果的です。痛みに配慮しつつ、また患者の気持ちを過剰に刺激しないように、ゆっくりとした動作で行いました。

❋下肢の疲労感軽減と腰背部への遠隔刺激

　太陽膀胱経は、下肢から背中につながっています。そこで、下肢のツボ（委中、承山）をマッサージすることで、腰背部痛の軽減を試みました。

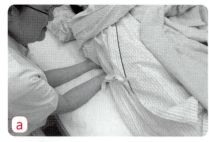
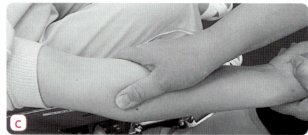
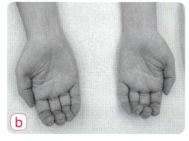

ⓐ 患者の背面に実施者の手を差し込み、患者の体重を利用して軽く押し上げながら刺激（4指圧迫）
ⓑ 患者の身体の下に実施者の上肢を差し込み、指頭の高さを揃えて、押し上げるように押圧
ⓒ 上肢の曲池、手三里のツボを揉捏法で刺激

図1-1 ● 身動きできないつらさがみられるときのナーシングマッサージ

✲肩こり・頭重感の軽減

　上肢のツボ（曲池、手三里、合谷）の刺激やマッサージは、肩こりや頭重感の軽減に効果があります（図1-1 ⓒ）。体位を変えなくてもできるので、わずかな時間でも実施できます。

　マッサージ終了後、Aさんの希望により、以後もマッサージを継続して行うことにしました。Aさんと相談して、マッサージは1日1回、全体で15分間としました。

反応と評価

　手術後の回復は順調で、術後2日目からは座位によるマッサージが可能になり、腰背部のマッサージがより効果的にできました。

　Aさんは眉間のしわが徐々に消え、不快で不機嫌な表情は少しずつ穏やかになりました。痛みの訴えも聞かれなくなり、マッサージを終了する頃には、笑顔もみられました。全身の筋緊張は緩み、呼吸数は減少しました。身体の回復とともに、認知症の症状も少しずつ改善されました。

（大野夏代）

Part 3

吐き気があるとき

2

事例紹介

Bさん、40歳代後半、女性。

子宮頸がん手術後、外来で化学療法を受けていましたが、頻回の嘔吐と味覚低下により飲食がまったくできなくなり、脱水症状改善のため入院となりました。入院当初、左腕に留置した点滴が漏れてしまい、現在は右前腕内側に点滴の持続針を留置しており、右腕をかばいながら過ごしています。

全身の倦怠感と、強い嘔気がたびたび起こるため、疲労の様子がうかがえます。医師から、化学療法の副作用として嘔気があることを説明されたBさんは、「ようやく手術が終わったのに、つらくてしんどい…」と、涙目で話しています。

ナーシングマッサージの適用、活用するツボ

Bさんは嘔気・嘔吐に伴い、全身に疲労がたまり、体力とともに気力も落ちている状態と考えられました。点滴で栄養を補っているものの、ヒトの活動の源である飲食がとれず、皮膚の弾力やつやもなくなってきていました。たび重なる嘔気・嘔吐のために腹部の緊張も強くみられ、胃のあたりは冷たく、手を当てると「温かい」との声がありました。

Bさんは点滴の留置針がある右腕をかばいながら生活している様子がうかがえ、全身の緊張による疲労が推測されました。

そこで、Bさんには嘔気の軽減や心地よさをもたらすケア、身体の負担にならない程度に全身の皮膚刺激を行い、疲れを癒し、自律神経活動を安定させるケアを目指しました。

具体的には、現在の体調をよく確かめながら、全身の軽擦をゆっくりと行い、身体の緊張をとることと、手指の井穴や腹部の軽擦とマッサージを行うこととしました。また、左上肢（点滴をしていない）の疲労をとるケアを計画しました。

ケアの中で活用できるツボとしては、化学療法や消化器手術後の嘔気に有効といわれる内関、足三里のほか、膈兪、肝兪、脾兪、身柱、心兪、合谷、労宮、井穴などがあります（p.144-146, p.60 図5-1 参照）。

ナーシングマッサージの実際

❋ 全身の緊張の緩和（図2-1）

Bさんの症状が比較的安定している時間帯を選び、腹部、背部の軽擦を5回ほど行いました。まず、側臥位のまま背部全体をなでさすり、Bさんの苦痛に配慮しながら、嘔気でつらいと感じた背部に手を当て、ゆっくりと深呼吸を行うように声かけをしました。

Bさんに「母指圧迫をしてもいいですか」とたずねたところ、少し間をおいて「お願いします」との返事だったので、背部の母指圧迫を行いました。

❋ 腹部のナーシングマッサージ

仰臥位で、上腹部と下腹部をそれぞれゆっくりと円を描くようにさすりました。頻回な嘔吐のため、腹部全体が緊張していました。上腹部を特にゆっくりさすった後、10秒くらい手掌を当て、ゆっくりと深呼吸をしてもらいました。

❋ 上肢のナーシングマッサージ
（図2-2）

Bさんには点滴の留置がなされており、大切そうにしておられたので、点滴に対する気持ちや不快感、留置によるつらさについて本人の話を聞きながら、マッサージを進めました。

点滴をしていない左前腕全体をゆっくり軽擦し、その後、内関をBさんと息を合わせて指圧しました。息をゆっくり吐いてもらいながら、3秒間かけて母指圧迫を3回行いました。手掌を広げて、合谷と労宮をゆっくり押した後、各指を軽擦し、爪の生え際にある井穴を圧迫しました。

点滴留置をしている右腕については、「また点滴が漏れたら心配なので、何もしたくない」ということだったので、観察のみとしました。イブニングケアでは、治療に対する労とがんばりをねぎらいながら、蒸しタオルで手掌をくるみ、温めた後、内関、合谷、労宮を指圧しました。

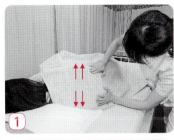 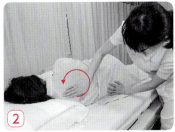

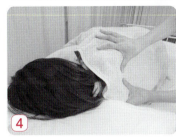

① 背部をゆっくりとなでさする
② 背部全体を円を描くように軽擦する
③④ 背部を母指圧迫する

図2-1 ● 吐き気があるときのナーシングマッサージ（背部）

反応と評価

背部のケアでは、軽擦による気持ちよさで嘔気が少し治まりましたが、「母指圧迫をしよう」と言われたときは、Bさんは一瞬、「再び嘔気が悪化するのでは」と心配だったそうです。しかし実際に行ってみると、「ゆっくりと身体が軽くなる感じがして、むしろ楽になってきて、ほっとしました」ということでした。その後の腹部の軽擦では、「お腹が少し動いてきた気がする」「また嘔気が出るのではないか、という気持ちが少しだけ減りました」と、うれしそうに話されました。

手のケアでは、マッサージの気持ちよさと、指圧により落ち着いた気分になったとともに、看護師が点滴をしていない側の手を気にしてくれたこと、点滴をしていないほうの手でも嘔気が治まるケアができることがうれしかった、と話されました。また、マッサージを受けて、右腕をかばうために左手側も緊張していたことに気がついたそうです。さらにイブニングケアでは、「気持ちいい。温タオルで手がさっぱりしたわ」と、笑顔がみられました。

ゆっくりと呼吸を調えながら受けるマッサージは心地よく、全身の気の流れをよくす

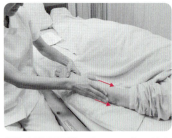
① 点滴留置針の入っていない腕を手掌で軽擦

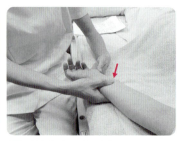
② 内関をゆっくりと指圧

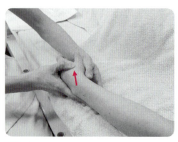
③ 合谷をゆっくりと指圧

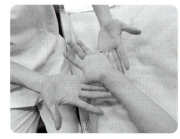
④ 手掌を開くと、それだけで心地よい刺激になる

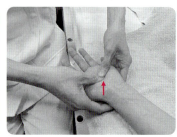
⑤ 労宮をゆっくりと指圧

図2-2 ● 吐き気があるときのナーシングマッサージ（上肢）

る効果が期待できます。「お腹が少し動いてきた気がする」という言葉は、Bさん自身がそれを実感したことと考えられます。

苦痛症状は孤独感を伴います。看護師のねぎらいと安心感をもたらすケアは、患者に「傍で見守ってくれている」という気持ちを芽生えさせ、回復の一助になります。また、ケアを受けたことで、左手も緊張していたことをBさんが自ら気づいたことは、意義ある成果といえます。看護師が触れることで本人が気づかずにいた自分自身の身体と心の状態を知ることは、セルフケアのきっかけになりえるからです。

（坂本めぐみ）

Part 3

疲労感や倦怠感が
あるとき

事例紹介

　Cさん、70歳代、女性。

　50歳代のときに高血圧と糖尿病に罹患しました。2か月前に脳梗塞を発症し、左麻痺があります。杖歩行での退院を目標にリハビリテーションを行っており、5日前に短装具装着下での杖歩行が許可されました。

　Cさんは夫と二人暮らしで、「家のことが心配」と言い、1日も早い退院を目指して、自主的に病棟での歩行訓練も行っていました。しかし、3日前より「疲れがとれない」という訴えがあり、昨日は疲労感のために途中でリハビリテーションを中止しました。血圧や血糖コントロールは良好で、血液データに問題はみられませんでした。

　今朝、看護師が訪室したときには表情が険しく、「昨日は特にしんどかったの」「夜中も足の重だるさで目が覚めちゃった。…でも、がんばってリハビリして、早く退院しないと」という発言が聞かれました。

　下肢は、下腿から足背に軽度の浮腫があり、冷感がみられました（左＞右）。靴や装具の装着時間が長いのですが、下腿や足部に皮膚トラブルや皮膚色の異常は認められませんでした。

ナーシングマッサージの適用

　Cさんは積極的にリハビリに取り組んでいますが、高齢であり、片麻痺状態での生活動作や訓練に伴う身体疲労は少なくないことが推察できます。特に杖歩行においては、下肢はもちろんのこと、健側上肢の負担も大きく、疲労が蓄積されていると思われます。そのため、全身の緊張感をやわらげることで血

流を促すとともに、気の循環を助ける指圧やマッサージを行いました。

　麻痺があることによって、自らの身体をコントロールすることや、のびのびと動かすことができず、滞ったもどかしい感情が生じていることが考えられます。また、脳梗塞と糖尿病による麻痺と知覚障害に加えて、装具の装着や浮腫の存在などにより、皮膚の健康が非常に阻害されやすい状況です。日中、靴を履いている時間や麻痺側への装具の装着時間が長くなっているため、スキンケアも必要不可欠です。Cさんのような状況では、皮膚に分布する感覚器や神経終末へのマッサージによる刺激は大変重要で、それ自体にリハビリ効果が見込まれます。また、単なる清潔保持という観点からだけではなく、積極的に第一次バリア機能を高めるという目的において、温浴や指圧が有効です。

ナーシングマッサージの実際、活用するツボ （ツボの位置はp.143-147参照）

❋ 上肢・肩のナーシングマッサージ

❶ Cさんの反応を確認しながら、座位で、後方から肩〜上肢にかけて軽擦します。その際、麻痺側は健側と同程度の刺激を基本としますが、肩関節の脱臼予防のため、圧の強さに特に注意します。触圧刺激を不快と感じる場合は、健側のみに行います。

❷ Cさんが「痛気持ちいい」と感じる程度の圧で肩井を母指圧迫します。肩の稜線に沿って筋肉が硬くなっている部分に対しては、垂直圧を心がけながら母指圧迫や手掌揉捏を行います。

❸ Cさんに向き合うように座り、健側の手掌を両手で挟んで押し広げるようにして、手掌全体を母指圧迫します。その際、手掌中央にある労宮や指の井穴（p.60 図5-1参照）を3回ほど押圧し、疲労を回復させ、心身の緊張をほぐします。

❹ 次に、前腕から上腕にかけて、手掌全体で筋肉をほぐすように把握揉捏します。曲池も押圧し、筋肉の緊張をほぐします。手浴や肘浴と組み合わせて行うと、より効果的です。麻痺側のマッサージを行わない場合も、労宮や曲池への押圧を行うとよいでしょう。

❋ 腰背部のナーシングマッサージ

❶ 座位のまま、もしくは側臥位でマッサージを行います。まず、腰背部全体を軽擦します。

❷ 次に、脊柱の両側2横指外側を押圧し、脊柱起立筋を手掌揉捏します。このとき、筋肉の張りや硬い部分がないかを手掌で感じ取るように、ゆっくりと行います。張りや

硬い部分を感じたら、「回数を多め」に、念入りに揉捏しましょう。
❸ 患者の表情が見えにくい立ち位置になりますが、麻痺側の刺激が不快ではないか、圧が強すぎないか、こまめに確認します。Cさんの場合は、回復がはかどらないことへの焦燥感に伴う精神的な疲労がうかがえたため、肩甲骨間にある身柱や心兪を意識して、手掌から手のぬくもりが十分に伝わるよう、ゆっくりとやさしく軽擦しました。
❹ 最後に、再び腰背部全体をやさしく軽擦します。

✲ 下肢の足浴とナーシングマッサージ

温浴効果を期待して、下肢の足浴とマッサージを計画しました。
❶ 循環を促進させるため、できるだけ下腿が湯につかるよう、深めのバケツを用意します。Cさんの場合、上半身のバランスを崩

す可能性があるため、健側でベッド柵に捕まることができる配置を考慮しました。また、健側下肢は挙上の際に若干協力が得られますが、麻痺側は挙上が困難なため、石鹸で洗浄する際の双方の身体的な負担を考慮し、沐浴剤を用いた方法を選択しました。
❷ ぬるめの湯の中で下肢を温め、洗浄します。その際に、足部や下腿の軽擦、下腿の三陰交や足部にある太衝、井穴などを意識した押圧や揉捏を行います。
❸ 足底部の湧泉など、バケツの中で効率的に垂直圧をかけることが困難なツボは、拭き取りの場面に実施します。

ナーシングマッサージの実際については、Part 2「5 皮膚のはたらきを調える」p.60 も参照してください。

反応と評価

マッサージの場面では、Cさんから「こんなに右肩がこっていたなんて気づかなかった」「ちょっとがんばりすぎたかしら」といった言葉が聞かれました。足浴後は、足背を中心に浮腫や冷感の改善がみられ、「身体までぽかぽかとしてきて、少し足が軽くなりました」「久々にお風呂に入った気分だわ」と話されました。下肢の倦怠感が軽減したことで、

---

check

湧泉（ゆうせん）

湧泉は少陰腎経の経絡上にあるツボであり、井穴（p.60 図5-1）の1つです。「元気の泉がわき出すところ」といわれています。刺激をすることで身体の中からエネルギーがわいてきます。

冷えの強いとき、病中病後、体力のない高齢者などに使用できるツボです。

夜間の睡眠も改善されました。

　身体の循環を促すケアは、滞った気持ちを放出させるケアにもなると考えます。また、ケアの場面を通して、Cさんは今回の病気や退院後の生活への思いをいままで以上に看護師に表出するようになり、表情もやわらかくなった印象があります。「疲れたらときどきは休むようにして、またリハビリに励みます」と話していますが、在院日数の制限下での日々のリハビリは、看護師の想像以上に患者はプレッシャーを感じています。活動と休息のバランスを調えるうえで、患者のさまざまな思いを聞きながら、心身の疲労回復を促す手だての1つとして、ナーシングマッサージは有効だといえます。

（木村伸子）

Part 3

4 尿が出にくいとき

事例紹介

Dさん、50歳代、女性。

準広汎子宮全摘術後、医師から、「手術後の排尿自立には個人差があり、時間を要する人もいる」と説明を受けていました。排尿訓練開始1週間後も、自排尿は少量のみで、残尿量は多いときで450mLもありました。膀胱の収縮力を高める目的で内服薬が処方され、飲水は日中1,500mL程度摂取できていましたが、「いくらがんばっても尿が出ない」と、焦りや疲労がみられました。

ナーシングマッサージの適用

脊髄損傷の場合、腹部や腰部を押す・叩くなどで、自排尿を促す排尿ポイントをみつけることがあります。押圧刺激の調整と生体反応（ブリューゲル・アルントシュルツの刺激法則；p.19参照）には、「弱い刺激は神経機能を呼び起こす」「中等度の刺激は神経機能を高める」といった作用があります。押す・叩くといった刺激が、腎・泌尿器系に効果がある経絡（太陽膀胱系、少陰腎経）に作用し、排尿に影響していると考えます。

神経因性の尿閉では、「尿意がない」「尿が出ない」状況から、「おしっこのコツをつかむ」ことが重要です。飲水量や排尿間隔を確認し、創部に留意しながら排尿時に下腹部圧迫などを行うとともに、腰部～仙骨部のツボを中心にしたナーシングマッサージを相乗効果的に取り入れます。即効性はなくても、わずかな感覚の変化を見逃さないことが、自排尿感覚をつかむきっかけづくりとなります。

また、腰部への適度な刺激は、患者にとって心地よい刺激でもあります。看護者がマッ

サージを行いながら、わずかな変化や効果を確認することで、患者は自排尿の感覚をつかみ、セルフケアへとつなげることができます。

ナーシングマッサージの実際、活用するツボ（ツボの位置はp.143, 144参照）

午前・午後の排尿訓練前に、前傾側臥位またはイス座位でマッサージを行います。清拭やシャワー浴時に、腰部〜臀部にかけて十分に温めた後に行うなど、温熱刺激を意識的に取り入れると、さらに効果的です。

腎・泌尿器系に効果がある太陽膀胱経の経絡を意識して、腰部の腎兪、志室、大腸兪、次髎、十七椎を中心に仙骨部周囲のツボを活用します（表4-1）。

ツボの位置取りに自信がない場合は、ツボは点ではなく面であることから、腰背部の腰椎棘突起間2横指外側に母指腹をしっかり当てて、「母指が収まる場所」「気持ちよいと感じる場所」を腰部全体に指圧します。同様に、仙骨孔も仙骨全体に少しずつ位置をずらして指圧することで、効果が期待できます。

✿ 側臥位での実施

腰部から臀部を中心に軽擦した後、腰椎棘突起間2横指および4横指外側から仙骨部周囲を、腎兪、志室、大腸兪、次髎、十七椎

表4-1 ● 排尿困難時に使用するツボ

- 大腸兪（だいちょうゆ）
- 志室（ししつ）
- 腎兪（じんゆ）
- 次髎（じりょう）
- 十七椎（じゅうななつい）

を意識して、母指圧迫します（図4-1 ⓐ ⓑ）。指圧の後は、手掌揉捏法〜叩打法〜軽擦法を行って、リラックスできるようにしていきます。

臥床中は、仰臥位で患者自身の握り拳を腰背部に入れると、身体の重みで垂直の押圧刺激になり、セルフケアとして実施できます。

✿ 座位での実施

イス座位でも実施可能です。垂直圧を意識して、患者に押圧刺激された感覚を聞きながら、行います（図4-1 ⓒ）。

患者が自分で行うときは、母指での指圧のほかに、4指を使っての圧迫法や揉捏法が効果的です（図4-1 ⓓ）。腰部への母指圧迫は、腰を後ろに反り気味（腹部の創痛に影響しない程度）にすると、垂直圧がかかりやすく、排尿中にも実施可能です。

反応と評価

Dさんは「がんばってもどうにもならない…」と排尿のたびに訴えました。排尿訓練前に、腰部から臀部を中心に腎経・膀胱経への

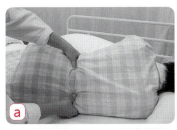
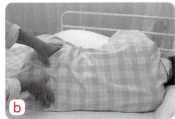

a 側臥位での実施①
志室の指圧は、身体の中心の方向に垂直圧で押す

b 側臥位での実施②
次髎の指圧は、仙骨のあたりを少しずつ位置を変えて押す

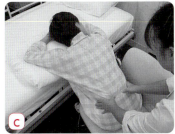
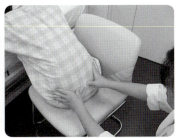

c 座位での実施①
垂直圧を意識して行う

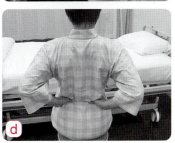
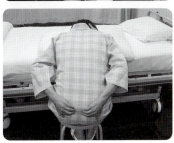

d 座位での実施②：セルフケア
腰を後ろに反り気味にする（右）と圧がかかりやすい

図4-1 ● 排尿困難があるときのナーシングマッサージ

マッサージを行うと、「気持ちいい」と快の反応を示し、そのひとときはDさんの気持ちを傾聴する機会にもなりました。これらのケアを継続した結果、自排尿量が増え、Dさんはセルフケアとして手技を習得し、排尿のコツをつかむことができました。

神経因性膀胱の回復には個人差があるので、自排尿量が増えたのはマッサージ単独の効果とはいえません。しかし、「快」の押圧刺激は自律神経に反応し、生体の変調を調えることから、即効性はなくとも相乗効果が期待できます。さらに、温熱を加えた経絡への刺激は、副交感神経優位のリラックスした状態を導き、膀胱括約筋弛緩への効果もあると考えます。

（中山久美子）

Part 3

眠れないとき

5

事例紹介

Eさん、40歳代、女性。

婦人科疾患の手術目的で入院中です。日頃から仕事に関連したストレスがあり、寝つきが悪く、不眠の訴えがあります。また、入院前からある肩こりや足の冷えも気になる症状だということです。手術前日は、「眠れないのは、いつものこと」と言って、睡眠薬は服用しませんでした。

手術は問題なく終了し、術後の経過も順調でしたが、十分な睡眠がとれておらず、表情や動作から疲労がある様子がうかがえました。

ナーシングマッサージの適用、活用するツボ (ツボの位置はp.142-147参照)

Eさんの状況は、心理的、身体的な問題が睡眠に影響しており、質のよい睡眠がとれていないことから、疲労の蓄積があると考えられます。肩こりや足の冷えを改善しながら、休養を促す必要があります。また、退院後の職場復帰を見据えて、不眠に対するセルフケアにつなげていくアプローチも必要です。

更年期に近い女性であり、不眠、肩こり、冷えの症状は、自律神経機能の変調による影響も考えられ、自律神経活動を調えるアプローチも重要です。

不眠の要素が多岐に考えられる場合、不眠に関連したツボだけではなく、症状に合わせたツボの指圧をケアに取り入れると、幅広く症状を改善させることが期待できます。また、

1つのツボを指圧することによって、多方面に効果をもたらすこともあります。Eさんのように不眠の経過が長い場合は、ケアを繰り返し行うことが、身体を調える効果につながることを前提に考えます。

✿ 上肢のツボ

「万能ツボ」といわれる合谷(ごうこく)は、不眠のみならず、肩こりに対しても活用されます。痛みのある局所には触れずに肩こりにアプローチしていきます。また、自律神経活動の調整のため、少陰心経の神門(しんもん)、厥陰心包経の労宮(ろうきゅう)、内関(ないかん)を刺激していきます。

指先にある井穴(せいけつ)(少商(しょうしょう)、商陽(しょうよう)、中衝(ちゅうしょう)、関衝(かんしょう)、少衝(しょうしょう)、少沢(しょうたく);p.60 図5-1 参照)への刺激は、自律神経活動を調えてリラックスさせるだけでなく、五臓六腑のエネルギーを高め、全身を安定した状態に導きます。

✿ 下肢のツボ

眠りを促すツボである失眠(しつみん)は、100回叩けば誰でも眠くなるといわれています。女性に効果的であるツボの三陰交(さんいんこう)は、足の3つの陰経が交わる点で、冷え症、更年期障害、婦人科疾患などに効果があるとされます。また、足の冷えに効果的な湧泉(ゆうせん)、太谿(たいけい)を活用します。

手と同様に、足の指先や足底の井穴(湧泉、陰白(いんぱく)、大敦(たいとん)、厲兌(れいだ)、足竅陰(あしきょういん)、至陰(しいん);p.60 図5-1 参照)は、自律神経活動のバランスを調整し、リラックスした状態に導きます。

✿ 頸・肩のツボ

不眠に対して効果的なツボである安眠(あんみん)は、示指と中指で乳様突起を挟み込むようにして、2点のツボを揉捏します。

また、肩こりに効果的な天柱(てんちゅう)、肩井(けんせい)や阿是穴(あぜけつ)(p.16 参照)を刺激します。天柱に当てた母指と4指で頭をつかむようにして母指圧迫します。温かいタオルを貼用して、効果を高めます。

ケアの実際

Eさんに対しては、肩こり、冷えによる身体的な不快症状を改善し、自律神経活動を調整して精神的な安定を図り、眠りを促すことを目指しました。また、セルフケアにつなげることを考慮して、手、足、頸・肩のツボのうち、ツボの位置がわかりやすいものを選び、マッサージを行いました。

✿ 上肢のナーシングマッサージ

手を滑らかに動かし、皮膚と皮膚の密着感を高め、心地よさを高めるためにマッサージオイルを用います。

両手でEさんの手を上下に挟みながら、

マッサージすることに気持ちを向けます。基本的な手技は、p.30 図 3-6「手のナーシングマッサージの実際」と同様に行い、前腕部の曲池・内関・神門、手背の合谷、手掌の労宮の母指圧迫を加えます。

最後に、Eさんの手を実施者（看護師）の両手で包み込むようにして挟んだ後、ひと呼吸おいてから、挟んだ手をゆっくりと手前に引きながら手を離します。

✿ 下肢のナーシングマッサージ

手と同様にマッサージオイルを用います。足部を両手で包み込みます。基本的な手技は p.31 図 3-7「足のナーシングマッサージの実際」と同様に行い、下腿内側の三陰交、アキレス腱内側の太谿、足底の失眠・湧泉を母指圧迫します。

最後に、足部を両手で包み込んでひと呼吸おき、両手の圧を徐々に抜きながら両手を趾先のほうに移動させて、離します。

✿ 頸・肩のナーシングマッサージ

（図 5-1）

座位姿勢で、ビニール袋に入れた温熱タオルで頸部と両肩を温めます。冷めにくいように、上からバスタオルを掛けます。温まったらタオルを取り除きます。

❶ 着衣の上から、肩〜肩甲骨部、肩〜前胸部の上部を軽擦します。

❷ 安眠を示指と中指で圧迫します。

❸ 天柱を刺激します。

❹ 天柱から肩に向けて、4指で軽く揉捏します。

❺ 肩井やコリのある部分を意識しながら、第7頸椎の外側から肩峰に向けて母指圧迫します。

❻ 肩から肩甲骨下縁までを、正中から外側2横指の部位を母指圧迫します。

❼ コリや張りのある部分を中心に、手根部で揉捏します。

❽ 手掌で両側の肩甲骨を挟み込むように、肩甲骨外側を揉捏します。

❾ 肩〜肩甲骨部を手拳叩打します。

❿ ❶と同様に、肩〜肩甲骨部、肩〜前胸部の上部を軽擦します。

✿ セルフケア

1. 不眠に対して

いつでも簡単に実施できる手のツボの合谷、神門、労宮、内関を母指圧迫することを促します。また、足の失眠、頸部の安眠の刺激も勧めます。

2. 冷えに対して

下肢のツボの三陰交、湧泉、太谿の刺激を促します。入眠前に下肢の冷感を感じるとき

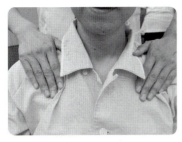
① 肩〜肩甲骨部、肩〜前胸部の上部を軽擦

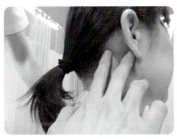
② 安眠を刺激

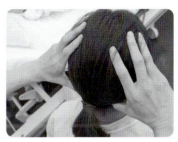
③ 天柱を刺激

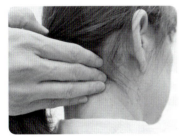
④ 天柱から肩に向けて4指で軽く揉捏

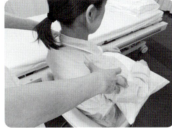
⑤ 第7頸椎の外側から肩峰に向けて母指圧迫

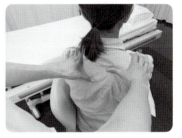
⑥ 肩から肩甲骨下縁までを、正中から外側2横指の部位を母指圧迫

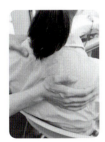
⑦ コリや張りのある部分を手根部で揉捏

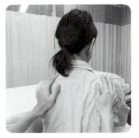
⑧ 手掌で両側の肩甲骨を挟み込むように肩甲骨外側を揉捏

図5-1 ● 不眠があるときの頸・肩のナーシングマッサージ

には、温罨法の併用を勧めます。

3. 肩こりに対して

合谷と曲池の母指圧迫による遠隔からのアプローチを勧めます（p.78参照）。

直接的な肩へのアプローチとして、腕を動かして肩背部の筋肉を動かす方法を2つ紹介します。

まず、背筋を伸ばして、肘を曲げ、腕を前に後にゆっくりと回します。次に、肘を曲げて腕を後方に引き、胸を大きく広げるようにしながら左右の肩甲骨をつけるつもりで肩甲骨の間の筋肉に力を入れます。息を吐きながら力を抜きます。これを数回繰り返すように説明します。

また、肩井の刺激も勧めます。肩井に4指を置き、母指は屈曲し、4指と母指で肩を前後から挟むようにして圧迫します。

反応と評価

マッサージはEさんに夜間の質のよい睡眠を促すことが目的でしたが、まずは蓄積されている疲労を軽減することを目指しました。下肢の冷えの症状緩和を図り、休息を促すため、昼間に10分程度の下肢のマッサージを仰臥位で行いました。施行中、Eさんはほとんど会話をすることなく閉眼していました。終了後、「足が軽くなった感じがします。触ってもらいながら、足も疲れているんだなと思いました」と穏やかな表情でした。その後、ベッドで休まれたようでした。

2回目は、頸・肩のマッサージにより、肩こりに対するケアを行いました。座位で行った後、肩こりに対するセルフケアの方法を紹介しました。Eさんからは、「肩が楽になりました。背中は軽くなった感じがします」という反応がありました。セルフケアに対しては、「これも効きますね。気持ちいいです」と、自分で行いながら話されました。翌日、Eさんは「教えてもらった肩こりの体操を寝る前にやったら、背中だけじゃなくて、気持ちもすっきりして、いつもより早く眠れました。いつも寝る前になると、仕事での嫌なことや

---

check

労宮（ろうきゅう）

労宮は厥陰心包経の経絡上にあるツボです。手掌の中央からやや尺側寄りのところにあります。自律神経を調えるはたらきがあります。疲労感の強いとき、入眠障害のある患者などの援助に活用できるツボです。

また、人前に出て緊張してしまうようなときに、「手のひらに"人"という字を書いて飲み込むと緊張がとれる」といわれるように、昔から使われていた心を落ち着かせるツボでもあります。

病気のことを考えちゃうけど、昨日はなぜか考えなかったんですよね」と、うれしそうに話されました。

　3回目は上肢のマッサージを行い、不眠と冷えに対するセルフケアについても説明しました。「これなら簡単にできそうですね。やってみます」という反応でした。数日後、「この間、やってもらったときはよく眠れました。やってもらったのが夕方だったから、どうかなと思ったんですけど、よく眠れたんですよ」と笑顔でした。

　マッサージによる身体的なアプローチによってＥさんは休息をとることができ、心身の疲労の軽減につながったと考えられます。また、睡眠がとれたことで精神的に安定し、セルフケアにもつながり、それにより質のよい睡眠をとることができたのだと思います。

（柳 奈津子）

6

化学療法の副作用により
気力・免疫力が低下
しているとき

事例紹介

Fさん、60歳代、女性。

肺がんの手術後、外来通院しながら予防的な化学療法を受けています。術後の経過はよく、呼吸機能も回復してきているものの、化学療法による消化器・腎機能の低下、骨髄機能の抑制、末梢神経障害による四肢の指先の不快なしびれとともに、全身の倦怠感や動作時のめまいなどに襲われています。日によって身体のだるさは変化し、気力も落ちています。思うように自分の身体を動かすことができないいらだちや、先行きへの不安と焦燥感を募らせています。

ナーシングマッサージの適用

Fさんは化学療法を受けながら術後の体力回復を図り、日常生活に少しずつ身体を慣らしていく時期です。しかし、骨髄抑制による赤血球・白血球数の減少が顕著で、立ちくらみや息切れがするので、運動だけでなく、日常生活活動も思うようにできません。

さらに、消化器症状としてみられる舌のあれや、「まったく食べたくない」という強い食欲不振とともに腹部内臓のはたらきが抑制された違和感、末梢神経障害などの化学療法の副作用は、生体に備わっている免疫力を低下させ、自然治癒力を乱すものと考えます。そうした複合的な身体症状が気持ちに影響し、「自分の身体がこんなに変わってしまうなんて」「思っていたより、身体が戻らない」と、いらいらした落ち着かない気持ちを増強させます。さらに、がんに特有の再発の恐れや、常に死を思い描きながら、熟睡できない、途方に暮れているという状態は、人間の身体

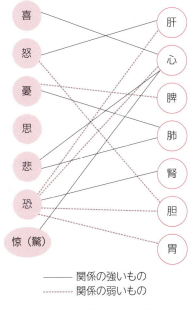

図6-1 ● 七情と臓腑の関係
―― 関係の強いもの
---- 関係の弱いもの

のがあります。ただ、情動と臓器との間にどのような関連があるのかということまではわかっていません。Fさんは、副作用による複合的な身体症状から、さまざまな感情が生じています。さらに、日によって症状が変化しており、臓器1つひとつのはたらきも感情の影響を受けているのかもしれません。

このような状況下では、自分でも気づかないまま、頸や肩、背中の筋肉を緊張させてしまい、あれこれと思い悩むことによって、さらに精神心理的な負担を強めてしまいます。化学療法による副作用で免疫力の低下している身体に、不安や緊張といった気持ちの揺れが追い打ちをかけて、疲弊させてしまうのです。そのため、家族や同病の体験をもつ患者、そして医療者が、心を向けて苦痛を理解するようにかかわることが救いになります。中でも看護師は、さまざまな苦痛にさらされながら治療を受けてきた患者の体験を受け止めながら、患者の不快症状の軽減を図るとともに、安心・安全・安寧を得られるように、ナーシングマッサージを適用します。

をよい方向に導く自然治癒力さえも停滞させてしまいます。つまりFさんは、内臓の機能低下、生命維持機能を担う自律神経活動そのものが混乱している、特に交感神経の過剰緊張を引き起こしている状態といえます。

東洋医学では、情動と臓器の関連について独特の見かたがあります。各情動がそれぞれに特定の臓器のはたらきに影響を与えるというものです（図6-1）。

胸腔・腹腔などの内臓は自律神経（迷走神経）の支配を受けているので、ストレスによって緊張するという考え方は納得できるも

ナーシングマッサージの実際、活用するツボ（ツボの位置はp.142-144参照）

Fさんのようなケースに対しては、指圧・マッサージが身体の負担にならない程度に全

身の皮膚刺激を行い、自律神経活動を調えることで気力の充実を図ります。同時に、全身の皮膚刺激は、皮下に張りめぐらされているリンパ液の流れをよくして（東洋医学ではこれを衛気という；p.63 参照）、免疫力を高める効果が期待できます。このことを意図しながら、患者に好みの体位や力加減を確認し、やわらかくマッサージを行います。

✿ 背部のナーシングマッサージ

まずはじめに、腹臥位で背部全体を軽くなでさすります（軽擦法；p.23 図3-3a 参照）。

引き続き、脊髄神経の出入り口である脊柱の両脇に沿って、背部兪穴（p.68 参照）の押圧刺激を行います。脊柱の1つひとつを確かめるようにしながら、頸椎から仙椎までゆっくりと母指圧迫します。肩甲骨の内縁に

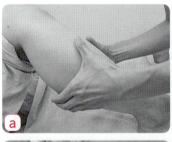
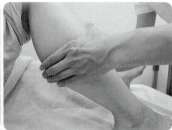

a 環状叩打法（下肢、足首）
①下肢のまわりを緩く、環状に取り囲む（左）
②その手で環状に下肢を締めつけるように力を入れる（右）
③締めつける動作と緩める動作を5回ほどリズミカルに繰り返す。
力加減は、患者の反応を確かめながら行う

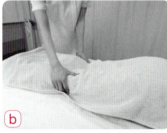
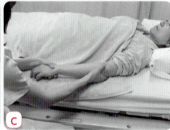

b 把握揉捏法
やさしく包み込むように揉みほぐす

c 太陰肺経のツボの刺激
太陰肺経に所属するツボを指圧する

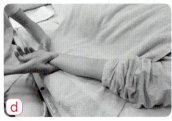

d 牽引振せん法
手首・足首を支えて、少し引っ張るようにしながら、上肢・下肢全体を振せんさせる

図6-2 ● 上肢・下肢のナーシングマッサージ

沿って、母指圧迫とともに揉捏刺激します。精神的な緊張は、身柱や心兪を刺激する（p.71 図7-1 参照）ことで軽減できます。

✤ 上肢・下肢のナーシングマッサージ

仰臥位に戻って、上肢・下肢のマッサージを行います。加えて、手首・足首から上肢・下肢に向けて、実施者（看護師）の両手で上肢・下肢のまわりを取り囲むように輪をつくりながら、患者の四肢をギュッギュッと軽く締めつけるようにリズミカルに刺激していき

ます（環状叩打法：図6-2 ⓐ および p.23 図3-3 i 参照）。末梢から中枢に刺激を送ることで、神経や筋肉の緊張をほぐしながら、そのはたらきを目覚めさせるようにします。患者の反応を見ながら、強さを加減します。

次に、Fさんは下肢の倦怠感や浮腫、こわばりを感じていることから、ふくらはぎや太ももの筋肉をやさしく包み込むように把握揉捏法で揉みほぐすようにします（図6-2 ⓑ）。

続けて、太陰肺経に所属するツボを指圧します（図6-2 ⓒ）。そして、両腕の手首や両

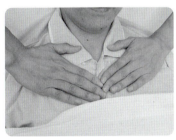

① 前胸部（鎖骨の始まりのところ）に両手掌を当てる

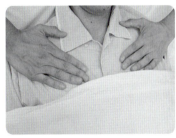

② 鎖骨の上を肩峰に向けて軽くなでる（両肩を広げるような気持ちで）

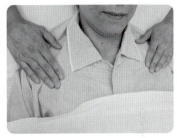

③ 肩先までなでて、腋の下に、テニスボールくらいのゆとりをもたせるように肩を広げる（このとき、患者は力を緩めてリラックス）

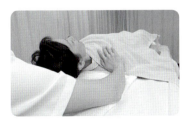

（左）
マッサージを行う看護師の立ち位置

図6-3 ● 前胸部のナーシングマッサージ

下肢の足首を一肢ずつ持ち替えて、少し引っ張るようにしながら牽引振せん法を行います（図6-2 d およびp.24 図3-3l 参照）。身体の中心に向かって、刺激を送り込むような気持ちで行います。

なお、四肢の指先にある井穴のツボ刺激は、気血の流れをよくする効果があり、免疫力の向上が期待できます（p.60 参照）。

❋ 自律神経機能の変調に対する刺激

自律神経機能の変調には、頭部の位置から百会の指圧（p.72 図7-2 d 参照）を行います。頭の先から、身体の中心を通って足の裏（土踏まず）まで、刺激を及ぼすようにイメージしながら行います。

身体の前面には、腹部正中を通っていて全身の「陰経」を総括している任脈があります。

背中の中央には、背柱を通っていて全身の「陽経」を総括している督脈があります（p.141 参照）。百会の指圧はこれらを刺激することになり、身体の中の陰陽のバランスを調えるはたらきを高めることができます。

❋ 前胸部のナーシングマッサージ

身体と心の緊張が続くと知らず知らずのうちに前かがみになり、身体を縮める姿勢になり、呼吸も浅くなります。胸骨上端から鎖骨下縁を、上腕骨頭に向けて、肩を外側に広げるように刺激します（図6-3）。

❋ セルフケア

患者へのセルフケア指導として、ゆっくりとした深呼吸や呼吸法を勧めます。さらに、肩を広げたり、ゆっくりと頸や肩を回すように促します。これにはリンパの流れを調える効果もあります。呼吸がゆったりと大きくなり、気持ちも落ち着いてきます。

このことは、呼吸機能の改善にも役立ちます。東洋医学では、呼吸機能を調えることは、体内の「気」や「津液」を上や下、外側や内側へと広げるように、すみずみまで行きわたらせると考えられています。

---

check

百会（ひゃくえ）

百会は督脈上にあるツボで、全身を調えてくれるツボとして知られています。中国では百とはよろずを指し、百会で体中のすべてのツボが出会うと考えられています。

百会のツボを刺激することで、全身の調整をすることができます。特に自律神経の調整に効果的といわれています。その他、頭痛、不眠、目の疲れ、めまいなど多くの症状の緩和に効果のあるツボです。

反応と評価

　脊柱に沿ってゆっくり大きく刺激することで、それまで気づかずにこわばらせていた肩甲骨のまわり、背中の緊張がほぐれてきます。前胸部への刺激と、胸部を開くように、肩を外側へ開くように軽く押圧することで、呼吸筋の緊張がほぐれてきます。腹部への刺激で、内臓の緊張が緩んできます。内臓のはたらきがゆったりしてくると、気持ちも落ち着いてきます。両腕や両下肢への環状叩打法と振せん法による刺激で、末梢に緊張が戻ってきます。百会から足底に向けて刺激することで、自律神経活動が調節され、身体にしっかりとした感覚が戻ってきます。

　Fさんからは、「身体の中心にすうーっと気持ちよい刺激が走って、身体全体がしゃんとした感じで、調ってきたという感覚が得られた。すっきりして、目の前が明るくなった感じがした」との反応がありました。

（小板橋喜久代）

Part 3 - 7

がん終末期の苦痛があるとき

事例紹介

Gさん、50歳、女性。

肝臓がんにより腹水が貯留し、腹部膨満による苦しさと側腹部が引っ張られるような痛みがあり、麻薬性鎮痛薬を服用しています。「お腹が張ってご飯もあまり入らないし、横になると苦しくなる」「引っ張られる痛みは、ビーンと急に強くなるときがある。だから動くときもゆっくり、おそるおそるという感じで」と言い、ベッド上でファーラー位か座位で過ごすことが多くなっています。

Gさんはよく、自身で腹部をさすっています。「小さい頃、お腹が痛いときに母がお腹をさすって温めてくれた。さすってもらうのって、幼心に安心していたんだなって気がする」と話していました。

ナーシングマッサージの適用、活用するツボ
（ツボの位置はp.143, 144, 146, 147参照）

痛みに対するナーシングマッサージの効果としては、安心感や心地よさをもたらし、痛みや痛みに伴う不快感情の緩和が期待できます（p.20参照）。そのほかに、痛みによる身体のこわばりをやわらげる、気持ちよいと感じる時間をもつ、という効果があります。

特に、気持ちよいと感じる時間をもつことは、がんの療養をしながら生活するうえで欠かせないことであり、身体と心が緊張感から緩むときです。マッサージを受けながらうとうと眠ったり、日常の話をしたり、がんについての思いを語ったり、といった時間は気分転換にもなり、療養生活を続けるためには必要です。

✱ 苦痛症状による腰背部のこわばりをやわらげる

　Gさんは腹水貯留による苦痛症状が強いため、肩や腰背部の筋がこわばるように緊張し、コリ感や重だるさが生じていました。腰背部の脊椎の両側2横指外側には太陽膀胱経が走行し、臓腑名を冠したツボが並んでいます。例えば、脾兪（ひゆ）、大腸兪（だいちょうゆ）などは消化器系と関連したツボであり、消化器系の不調があるときは、これらのツボに圧痛や硬結といった反応が出やすくなります。

　がんは嘔気や便秘などの苦痛症状が生じることがあり、腰背部をマッサージすることは、筋緊張によるこわばりをやわらげる以外にも、飲食の消化、吸収や排便などの機能を助ける役割もあります。

✱ 休息を助ける

　Gさんは苦痛症状のために「気」や「血」が消耗しています。適切に睡眠や食事がとれると、気や血が満たされ、休息もバランスよくとることができますが、Gさんは腹部膨満感や痛みのためにそれが難しくなっています。

　活用したいツボとして、失眠（しつみん）、湧泉（ゆうせん）、足三里（あしさんり）、百会（ひゃくえ）、身柱（しんちゅう）があります。足底にある失眠は不眠に対して、湧泉は元気を補いたいときに用い、下腿にある足三里は体内における食物の運行を助け、元気を補います。百会はいくつかの経脈が交わり、頭頂部で会するところといわれ、指圧をすると心地よい刺激感があります。身柱は自律神経を調え、精神を安定させる作用があります。

ナーシングマッサージの実際

　Gさんは同一体位を保持することが難しく、長い時間のマッサージはつらくなってしまうため、清潔ケアなどの際に、座位や側臥位で短時間に行うことにしました。

　力加減は弱めとし、Gさんの呼吸に合わせてゆっくりと、息を吐いているときに圧を加え、吸っているときに圧を緩めました。痛みがあるため叩打法は行わず、体調によって圧迫法がつらい場合は、クリーム類を用いて、肩、腰背部、側腹部を軽擦するように塗るだけにしました。

✱ 清拭時または腹部の張り感や側腹部の痛みがあるときに（図7-1）

❶ 安楽枕などを抱えてもらい、安楽な姿勢に調えます。

❷ 肩〜肩甲間部、肩〜上腕にかけて、ゆっくりと手掌で軽擦します。

❸ 第7頸椎から腰部まで、脊椎棘突起間2横指外側を母指圧迫します。ここにある心（しん）

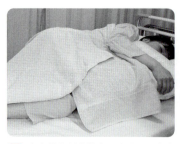
① 安楽枕などを抱えてもらい、安楽な姿勢に調える

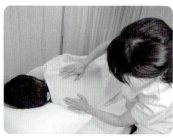
② 肩〜肩甲間部、肩〜上腕にかけてゆっくりと手掌軽擦

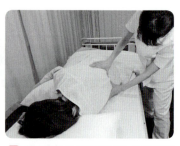
③ 第7頸椎から腰部まで、脊椎棘突起間2横指外側を母指圧迫

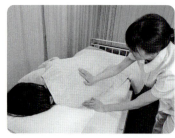
④ 側胸部〜側腹部を肋間に沿って左右片方ずつ手掌軽擦

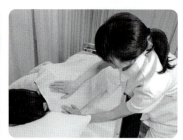
⑤ 身柱と左右の心兪を結んだラインを円を描くように軽擦

図7-1 ● 清拭時または腹部の張り感や側腹部の痛みがあるときのナーシングマッサージ

兪〜大腸兪のツボを意識して圧迫します。
❹側胸部〜側腹部を肋間に沿って、左右片方ずつ手掌軽擦します（体位に応じて片方だけ行うこともある）。
❺身柱と左右の心兪を結んだラインを、円を描くように軽擦します。
❻❷を繰り返し、終了します。

✱ 入眠前・洗髪時および足浴時に（図7-2）

入眠前・洗髪時に百会を母指圧迫します。このとき蒸しタオルで後頸部や肩を温めながら行うと、心地よさが増します。

また、足浴の際に、失眠、湧泉、足三里を母指圧迫します。

反応と評価

Gさんはマッサージの最中は静かに閉眼していることもありましたが、話をすることも多くありました。「背中のマッサージをし

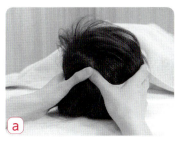 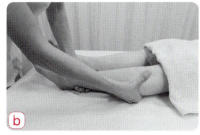

ⓐ 入眠前・洗髪時に百会を母指圧迫

ⓑ 足浴時に足三里を母指圧迫

図7-2 ● 入眠前・洗髪時および足浴時のナーシングマッサージ

てもらうと身体が軽くなるから、少し歩きやすくなる」と話され、側腹部の軽擦についても「気持ちがいい」とのことで、マッサージによる苦痛はありませんでした。レスキューの使用回数に変化はありませんでしたが、歩きやすくなったことはマッサージの成果だといえます。頭部や足の母指圧迫も、「気持ちがいい」と繰り返していました。

がんの痛みそのものが不安や怖さを助長させますが、さらにGさんのように動くときに「おそるおそる」が付きまとうと、恐怖感に近い思いを抱きます。痛みをはじめとしたがんによる苦痛症状は、日常生活に「できない」という制限をもたらします。その制限を最小限にするように援助するのは、看護師の役割です。「がんの苦痛症状は身体だけではない」——そのことを常に念頭において、ケアを考えていくことが大切です。

付記：その後（最期のときまで）

数日後、Gさんから「家に帰りたい。家で楽に過ごせるように、家族にマッサージを教えてほしい」との希望があり、夫と娘に、腰背部、側胸部〜側腹部のゆっくりとした手掌軽擦法および百会の指圧の方法を指導しました。

Gさんは退院されましたが、数週間後に状態が悪化して緊急入院となり、家族に見守られながら永眠されました。娘は「つらそうなときに、母に『マッサージして』と言われました。『お腹が痛いとき、おばあちゃんがさすってくれて、よくなった』と言っていたので、しょっちゅうお腹をさすってあげました」と言い、夫は「妻の頭を触るなんて、何年もなかったように思います。触ってあげられてよかったです」と話されました。

「触れること」は最期までできるケアであり、指圧マッサージはそのケアの可能性をさらに広げられる手技です。Gさん家族の絆を深めるツールにもなったといえるでしょう。

（福田彩子）

Part 3　8　在宅ケアの場面

　人は誰でも、「住み慣れた、安心して生活できるところにいたい」という思いをもっています。在宅ケアは、そのような対象者（家族含む）の思いがあふれた日常生活の場で行われます。

　在宅ケアでは対象者の疾患が進行性であったり、症状の改善が難しい場合があり、対象者とのかかわりは長期間に及び、関係性も深くなります。そして、在宅ケアで行われるナーシングマッサージは、対象者の日常生活を支える意味があります。

　例えば、臥床が続き、眠りが浅い患者のケアに肩背部のマッサージを行うと、患者は「気持ちいい」と感じ、その夜は表情も穏やかで「眠れた」という反応があります。また家族も、患者の穏やかな表情やプラスの言動があると、安心感を得ることができます。

　このような過程は対象者の日常生活を支え、今後もその日常生活を続けていくことを力づけるものになります。

事例紹介

　Hさん、80歳代、男性。
　20年前にパーキンソン病を発症し、入退院を繰り返しており、現在は妻の介護を受けながら自宅で療養しています。日常生活は車イスが主であり、トイレやベッドへの移動は介助を要する状態です。時折、夜間にせん妄があり、日中うとうとと眠っていることが多くなっています。
　食事摂取時はむせることが増え、年に数回、誤嚥性肺炎による発熱を繰り返しています。体重も減少しており、現在胃瘻造設を検討中です。看護師が週1回訪問し、排泄や清潔ケア、妻のサポートなどを行っています。

ナーシングマッサージの適用

✤ 患者の病状の経過や日常生活の様子の把握

　妻によると、Hさんは若い頃からスポーツが好きで、発症後も自ら身体を動かすようにしていました。しかし徐々に疾患が進行し、自力で歩くことが難しくなり、転ぶことも増え、「なんで歩けないんだ!」と怒りを妻にぶつけていました。車イスを使用することも拒否していました。妻はHさんの言動に疲労がたまり、夫婦間の関係もしばしば険悪な状態になっていました。

　Hさんは10年前、転倒により大腿骨頸部を骨折し、手術を受けました。この頃よりせん妄が悪化し、退院してからもベッド上で過ごすことが多くなりました。リハビリテーションを進め、少しずつ端座位の保持や介助付きでの歩行はできるようになりましたが、次第に日常生活動作の改善は難しくなりました。本人は「食べられなくなったらおしまいだ」と言って、むせこみながらも食事をしていました。

　ある日、Hさんはうとうとしながら、「歩きたい…」と寝言のように口を開きました。妻は、「動けなくなったり、むせ込んだり。もともと丈夫な人だったから、こういうふうになったのがとても悔しいんだと思う。リハビリも最初はがんばっていたけど、次第に文句を言うようになって。むせ込んで肺炎を起こしても、口から食べて『あー、おいしい』と言われると、胃瘻をつくるのもどうなのかと思うの。いろいろ文句は言うけれど、根本的には身体を動かすのが好きなのよ。リハビリや外出したときは、顔が違うもの」と、Hさんを見ながら話されました。

✤ 患者の望みを見出す

　覚醒しているときに、「Hさん、歩きたいですか?」と聞くと、Hさんは目をつぶり、しばらくしてゆっくりとうなずきました。

　Hさんの脚は筋肉が萎縮し、下腿は細くなっています。車イスに座っていることが多いため足背部〜足関節周囲がむくみやすく、皮膚も脆弱ですが、日常より妻が保湿クリームを塗布するケアを行っています。デイサービスに通い、リハビリを受けています。

　「歩きたい」というHさんの思いは、長年の経過の中で、文句や悔しさ、怒りとして表出されてきたのかもしれません。自力で歩くことが難しくなると筋肉の萎縮や浮腫などの症状が出現しやすく、さらに体重を支え、大地を踏みしめる力、自ら歩くことで感じる足底への刺激感、脚の疲労感など、歩いているときには普通にもち合わせている力や感覚が薄れてきます。

その思いを汲み取ることは、看護の役割です。Hさんの思いを支えるべく、下肢のマッサージを取り入れることにしました。Hさんもマッサージを行うことを了承されました。

❋ナーシングマッサージの目的

Hさんに対する下肢のマッサージの目的は、思いを支え、歩くことを触圧刺激や気持ちよさに代替して提供することや、座位の時間が多いために生じやすい浮腫や冷えなどを緩和することです。

Hさんの状態に合わせて、ツボを使ったナーシングマッサージの目的を以下のように考えました。

1. 飲食物の消化、吸収を助ける

適切な飲食物の消化・吸収は、生体の元気の源になります。Hさんは誤嚥により食事量も減っており、飲食物を消化・吸収するはたらきの低下が考えられます。よって、このようなはたらきを高める必要があります。

2. 浮腫や冷え、倦怠感を緩和する

腎は人が生まれつきもっている「先天の気」が宿るところで、脾は飲食物を消化・吸収し、「後天の気」を産生します。Hさんのように座位の時間が多いことも、浮腫や冷え、倦怠感が生じる理由の1つになります。特に高齢者はこれらの気が衰退し、浮腫や冷えが生じやすくなります。

3. 休息を助ける

Hさんはせん妄により睡眠リズムが崩れているため、身体と心の調子を回復する休息が確実にとれていないと考えます。

ナーシングマッサージの実際、活用するツボ（ツボの位置はp.146, 147参照）

❋患者の状態に合わせたツボ（表8-1）を活用する

1. 飲食物の消化、吸収を助けるために

下肢の前面と内側を通る陽明胃経、太陰脾経は飲食物の消化・吸収の中心を担います。陽明胃経にある足三里は膝の下にあるツボであり、足の疲れを緩和します。

2. 浮腫や冷え、倦怠感を緩和するために

下肢の内側は太陰脾経、少陰腎経の通り道であり、下肢の循環を改善するためによく用いる経脈です。また、下肢の後面は太陽膀胱経の通り道であり、背部や腰の痛みによく用いる経脈です。ふくらはぎのマッサージは倦怠感を緩和し、爽快感が得られます。

表8-1 ● Hさんのナーシングマッサージに活用するツボ

目的	ツボ
飲食物の消化、吸収を助ける	足三里（あしさんり）
浮腫や冷え、倦怠感を緩和する	三陰交（さんいんこう）、太谿（たいけい）、崑崙（こんろん）、承山（しょうざん）
眠りやすく、元気を補う	失眠（しつみん）、湧泉（ゆうせん）

3. 眠りやすく、元気を補うために

失眠は不眠に対して、湧泉は元気を補いたいときに用いるツボです。いずれも足底にあります。

✳︎ナーシングマッサージの実際

Hさんの下肢は筋肉が萎縮し、皮膚も脆弱であるため、マッサージの刺激は弱めにします。足浴後、または皮膚ケアを兼ねて、保湿クリームを塗布しながら行うとよいでしょう。ベッド上や座位で行う場合は下肢を低いイスに乗せて、膝の下にクッションやタオルを置き、膝を軽く伸展させて、Hさんに苦痛のないようにします。

マッサージは片足ずつ行い、マッサージの最初と最後は下肢全体の手掌軽擦をします。適宜、相手に力加減を確認します。時間は片足約10分、時間がないときは手掌軽擦とツボの圧迫のみを行うようにします。

❶クリームを用いる場合は、手掌でこすり合わせるように温めます。

❷足先から膝に向かって、ゆっくりと手掌で軽擦します。

❸内踝と外踝の際を4指で軽擦します。

❹太谿、崑崙、三陰交、足三里を母指圧迫します（図8-1 ⓐ）。

❺足背、足底を手掌軽擦します。

❻足の井穴を母指と示指でつまむように揉捏します（井穴についてはp.60 参照）。

❼足底全体を母指でまんべんなく軽圧を加えて軽擦します。

❽失眠、湧泉を母指圧迫します（図8-1 ⓑ）。

❾承山を4指で軽く引き寄せるように圧迫します（図8-1 ⓒ）。

❿足先から膝に向かって、ゆっくりと手掌で軽擦します。

反応・評価

Hさんは、マッサージ中は時折いびきをかき、気持ちよさそうな表情でした。気持ちよさから眠りに入るときは、副交感神経の活性化も期待でき、有効な休息がとれているといえます。妻は、「『マッサージしてもらうと、足がぽかぽかして軽くなる』と言っているわよ」と笑いながら話していました。訪問時にマッサージを提案すると、Hさんはうなずき、ご自身も下肢のマッサージを受け入れて

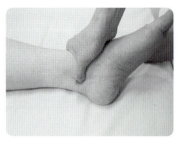
ⓐ 太谿を母指で圧迫

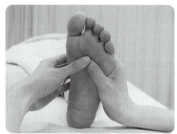
ⓑ 湧泉を母指で圧迫

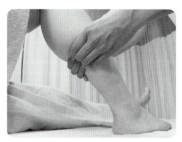
ⓒ 承山を4指で軽く引き寄せるように圧迫

図8-1 ● Hさんへのナーシングマッサージの実際

いることがわかりました。

在宅において看護師が行うマッサージは、日常生活に関連したところから見出すと行いやすいと考えます。疾患や症状により、対象者には日常生活に困難や変化が生じます。しかし、その困難や変化に対して、「こうなりたい」という望みをもっているのです。もしかしたら、その望みは解決しがたいことかも、またはその望みすらもてないかもしれません。しかし、看護師は何かしらの手だてをもって対象者とかかわるので、そのようなときであっても、看護師が行うマッサージが支えとなることがあります。こういった分析を経たマッサージは、看護師だからこその技術であるといえます。

参 考 文 献

1）河内香久子：高齢者が在宅でより快適に過ごすための指圧・マッサージケア，月刊ナーシング，25（3）：84-88，2005．
2）木村伸子：訪問看護の場面に指圧・マッサージを取り入れる―下腿浮腫，冷感，倦怠感の緩和をはかる，月刊ナーシング，25（9）：68-74，2005．

（福田彩子）

Part 3

認知症のある人へのケア

9

case 1 夕方になると落ち着きがなくなり「家に帰る」と言う患者

✻ 事例紹介

Iさん、80歳代、女性。

脳血管性認知症と診断されています。今回は1週間のレスパイト入院になりました。家族から、Iさんは自宅でも夕方になると徘徊することが多いと情報がありました。入院当日、Iさんは16時頃から「家に帰る」と言って落ち着きがなくなり、看護者の話も聞き入れない状況でした。

✻ ナーシングマッサージの適用

加齢に伴う症状には足腰の弱さ、骨のもろさなどがあり、東洋医学で考えると五臓の「腎」の機能低下が考えられます（p.12 表2-2参照）。認知症症状も同様であり、腎に関連したツボのナーシングマッサージは、日常に取り入れたいケアです。

しかし、徘徊や不穏症状など情動面が不安定なときは、ゆっくりとしたケアが困難なことがあります。ここでは、そのようなときにまず手を差し伸べる、安心をもたらすケアについて考えます。

Iさんにとって、「何でここにいるのか」との思いは自然なことであり、「帰りたい」気持ちが募っているときに看護者の話を聞き入れてもらうことは困難です。まずは、気持ちを落ち着かせることが必要です。

認知症のケアに、"触れる"との意に由来した"タクティールケア"があり、やさしく触れることで、相手の不安な感情を緩和する効果がみられます。ここで行うナーシングマッサージも目的は同様で、やさしく身体に触れ、軽くなでさする方法です（軽擦法）。

背中には、自律神経を調え、気持ちを安定させる効果がある身柱、心兪というツボがあります（p.143, 144参照）。歩き出したIさんに声をかけながら、そっと背中に手を当てることからかかわりました。

✿ナーシングマッサージの実際

❶「家に帰りたい」と言って歩き出すIさんに声をかけ、そっと背中に手を当てます。
❷Iさんの帰りたい思いを受け止め、「少し座ってお話ししませんか」と言って、落ち着いて話を聴く環境を整えます。
❸Iさんと並んで座り、視線を合わせながら、背中に手を当て、身柱、心兪の3点を意識して、円を描くように、ゆっくり静かになでさすります（図9-1 ⓐ）。
❹Iさんの思いを聴き、落ち着いたところで、看護者の思いを伝えます。

✿反応と評価

Iさんの表情がやわらいだところで、「ご家族から、今晩はここに泊まっていただけるようにお願いされていますよ」と伝えると、「あっ、そうなの。知らなかった」と、聞き入れてくださいました。その後、背中だけでなく、手もさすりながら話をしていると、「気持ちいいわね〜」と言い、その後、自室に戻られました。

認知症の患者に対する傾聴・共感の姿勢では、そっと手当てして、患者の気持ちに寄り添うことが大切です。触れる部位、触れ方次第で、自律神経の緊張緩和につながります。

case 2 夜間不眠から不穏症状を起こした患者

✿事例紹介

Jさん、70歳代、女性。
腰椎圧迫骨折のため入院し、腰部コルセット装着で、ベッド上安静となりました。脳梗塞の既往があります。家族から、Jさんはもともと穏やかな性格でしたが、何かを思い込むと頑固に訳のわからないことを言い出すようになった、と情報がありました。入院後3日目の夜、Jさんはベッドの柵を外し、起き上がろうとしました。安静が必要なことを伝えても、不穏症状が続きました。

✿ナーシングマッサージの適用

Jさんは、入院直後は腰痛のため安静が守られていました。しかし、痛みの軽減とともに、環境の変化や制限された体位等により夜間不眠が重なり、不穏症状になったと考えられます。安静の必要性を伝えても聞き入れてもらえない状況ですから、まずは入眠を促すことが必要です。十分にJさんの思いを聴き

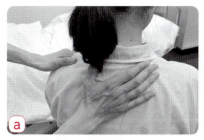
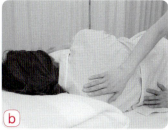
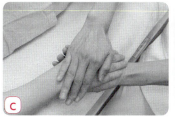
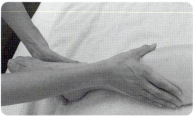

a 身柱、心兪の3点を意識し、円を描くように軽くなでさする

b 側臥位の場合は背中を軽くなでさする

c 仰臥位の場合は手や下肢を揉みこむのでなく、体表面をなでさする

図9-1 ● ナーシングマッサージの実際

ながら、そっと手当てを行いました。

✻ ナーシングマッサージの実際

❶ Jさんの思いを受け止めます。身柱、心兪の3点を意識して、円を描くように、ゆっくり静かになでさすりながら、話を聴きます（図9-1 a ）。

❷ Jさんの気持ちが落ち着き、臥床できたら、側臥位の場合は背中を軽くなでさすります（図9-1 b ）。仰臥位の場合は、手・前腕や下肢をさすります（図9-1 c ）。入眠を促すケアですから、軽い刺激で十分です。相手の表情や反応を観察しながら行います。

✻ 反応と評価

Jさんはなかなか寝つけませんでしたが、看護者が思いを聴き、背中や手足をさすることで入眠し、朝まで眠ることができました。その後は検温、体位変換、清潔ケア、就寝時など、短時間でもかかわりのたびに背中や手足をさするようにすると、不穏症状を起こすことはなくなりました。

認知症の方は、自身の苦痛や不快な思いを適切に伝えることが難しいと思われます。寄り添い、気持ちを察して、身体的な不調を未然に防げるような、温かな手当てが求められます。

（中山久美子）

Part 3 - 10 妊婦・褥婦へのケア

事例紹介

Kさん、30歳代後半、初産婦。

妊婦健診のため産科外来に訪れました。妊娠28週であり、現在までの妊娠経過は順調です。仕事は販売で、立ち仕事が多いそうです。

妊婦健診では問題なく、切迫早産の徴候もなく、胎児発育も順調でしたが、足の浮腫が強くみられました。Kさんからは「このところ肩こりと足のむくみ、腰痛がつらい」との訴えがありました。また、「最近は胃が上がったような感じがして、胃もたれがよく起こり、仕事をしていてもしんどい」と話しています。

Kさんは、産前休暇に入るまでは現在の部署で仕事をしたいという希望をもっています。医師からは、「妊娠経過は良好なので、塩分を控えたり、ときどき休みながら仕事をしてください」と言われています。

ナーシングマッサージの適用

Kさんの妊娠経過は良好であり、医学的な問題はないことから、肩こりや足のむくみ、腰痛の軽減ができるよう、軽擦と母指圧迫によるケアを行うことにしました。

外来の指導室には外診台があるので、最初はイスに座ったままで、次に腹部を圧迫しないようにシムス位をとってもらい、仕事の話や分娩に向けての準備状況などを聞きながらケアを行うことにしました。実施前に、腹部緊満がみられたときはすぐに申し出るように説明し、安楽枕などを使って腹部を保護しながら行いました。

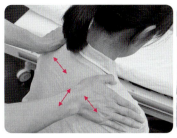
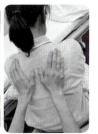

ⓐ 座位になってもらい、背中を軽擦　　ⓑ 肩井をゆっくりと5回押圧

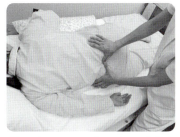
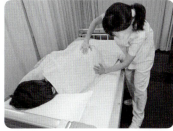
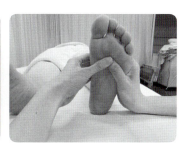

ⓒ 妊婦のシムス位では、安楽枕を使って、腹部の圧迫をしないように配慮する　　ⓓ シムス位をとりながら、腰部を軽擦　　ⓔ 湧泉を軽めにゆっくり指圧

図10-1 ● 妊婦へのナーシングマッサージ

ナーシングマッサージの実際、活用するツボ（ツボの位置はp.142-147参照）

まずイスに座ったままで、足台に足を乗せて、伸ばしてもらいました。そして、腹部に安楽枕を抱え、妊娠後期ルーチンの健康教育について説明を行いました。

❃ 背部のナーシングマッサージ

Kさんの後ろに回り、肩全体、前胸部、上腕部までをゆっくりとなでさすりました（図10-1ⓐ）。各10回なでさすると、「だんだん温かくなってきた」と話されたので、今度は肩井を軽く5回（図10-1ⓑ）、ゆっくりと指圧しました。

❃ 側臥位でのナーシングマッサージ

その後、診察台に横になってもらい、足首から膝下までゆっくりと10回なでさすり、また足背を10回さすりました。そのままシ

ムス位になってもらい、安楽枕を使って腹部や下肢を安楽にしながら（図10-1 c ）、腰部から下肢を軽擦し（図10-1 d ）、腰痛に対しては両足の湧泉を3回指圧しました（図10-1 e ）。

✽セルフケア教育、家族への教育

Kさんが自分自身で行えるように、肩の周囲の軽擦および、肩井、内関、天柱のツボを教えました。また、医師の指導にもあった食事における減塩と、休憩時間に下肢を挙上することを理解しているかを確認後、夫の帰宅後に背中や下肢をさすってもらうことなどを説明しました。

また、妊娠後期の動作や仕事中の姿勢などについて指導するとともに、足の浮腫をよく観察して、疲れたら安静にして休むこと、寝るときには下肢を挙上させること、腰痛には湧泉のツボを押すとよいことを説明しました。

さらに、妊娠後期から末期にかけて腹部が増大し、こむらがえりなどが起こりやすくなること、浮腫が強くなる場合があることを説明し、入浴時に足を温めたり、足浴なども効果があることを説明しました。

反応・評価

Kさんは、身体のだるさは妊娠中だから仕方がないとあきらめていたけれども、肩のコリや腰痛が楽になり、温かくなったことを喜んでいました。産前休暇にはまだ1か月半あったので、体調をみながら適宜休憩をとって、働いていけると話されました。

妊娠中は指圧などをやってはいけないという記事をインターネットで読み、少し心配されていましたが、「この時期に行ってよい方法、行ってはいけない方法を聞いたので、安心しました」とのことでした。

注意点

妊娠期のマッサージについては、妊娠初期は強い子宮収縮作用のある部位（三陰交、合谷など）や腹部への刺激は避けること、安

check
三陰交（さんいんこう）

三陰交は太陰脾経の経絡上にあるツボです。厥陰肝経、少陰腎経、太陰脾経という3つの陰の経絡がここで交わっているので三陰交と呼ばれています。

肝、腎、脾と、どれもが「血」に関係の深い経絡です。特に婦人科疾患に多く用いられます。不妊症、冷え性、生理痛、また安産に効果的なツボとしてもよく知られています。

定期に入った後は、温めながら、強い刺激を避け、心地よい刺激で行うことが望ましい、とされています。

腹部の緊満が起こるときは、腹部への刺激は避けましょう。妊娠期から産後にかけて行うマッサージやツボへの刺激は軽くして、副作用が起こらないように気をつけて行います。また、押すときにいっしょに息を吐いてもらうと、気の流れもよくなり、効果的です。

参考文献
1）セネファ株式会社：TuboBook.
2）Carole Osborne（形井秀一，早乙女智子監訳）：妊娠・出産産後をケアする妊婦マッサージ，医道の日本社，2014.

（坂本めぐみ）

column

月経時、妊娠中や産後の症状の見かた

妊娠中から産後の期間の女性は、さまざまなマイナートラブルや身体の不快症状を抱えがちです。しかし、胎児への影響や母乳への移行などの心配もあり、多くの不快症状を我慢しがちです。東洋医学では、妊娠は月経停止により、気血の流れに変化が生じると考えられています。「気」の高ぶりが胃腸を刺激し、嘔気が起こるともいわれ、緩やかなツボの刺激は経絡を伝い、心身の安定を図ることができます。それぞれの症状に対しては、一部を除き、成人のツボと同様の手技を行ってよいとされています。

妊娠期の代表的なマイナートラブルとして、つわり（妊娠悪阻）があります。つわりは、妊娠による月経停止のため、血中の濁気が肝気を催し、胃脾の不和をきたすと考えられています。そのため、つわりに用いる経絡は、厥陰肝経、太陰脾経および陽明胃経、太陽膀胱経を活用します。ツボでは内関のほか、中脘、脾兪、肝兪、天柱、大椎、胃兪などが使われます。食事の配膳前（禁飲食の場合は訪室時）や点滴の交換時に内関をゆっくり指圧するなど、看護の処置に合わせてケアを行うことができます。そのようなケアを行っているときに、点滴で手が冷えていたり、手をかばうために違う箇所にコリが生じていることに気づくこともよくあります。そのようなときは、肘下の筋肉をさすりながらやさしくほぐし、手三里や曲池の指圧を行います。

産後は、心身の内分泌機能の低下のほか、体力の低下や情緒不安定など、身体のバランスを崩しやすい時期です。乳汁分泌不全に関しては、乳腺発育不全のほか、東洋医学的には主に経脈の異常や全体的な気血の虚が考えられます。水分や食事を調えるほか、気血を補う方向でアプローチを行います。

また産後は、分娩で使った筋肉や関節、帝王切開の術中術後の疲労、後陣痛や育児の開始に伴う肩や背部、上腕などのコリと疲労が多くみられます。

乳汁分泌不全によく使われるツボとしては、膻中、乳根、足三里、殷門などがあります。産後の後陣痛によく使われる三陰交のほか、中脘、脾兪、肝兪、天柱、大椎、胃兪が、四肢では内関がよく使われます。

Part 3 — 11

子どもへのケア

事例紹介

Kちゃん、4歳、女児。小児喘息。

喘息発作のため、母親と小児科外来に来院しました。2歳頃から喘息がみられ、季節の変わり目や疲れたときに発作が起こるそうです。食欲は旺盛ですが、発作が起きる頃になると食べられなくなります。数日前から喘息発作のために夜間にたびたび起きるので、寝不足になり、ぐったりした様子で、昨日から幼稚園を休んでいます。

昨晩発作が起こり受診したところ、内服薬が処方され、その後、吸入を行うことになりました。現在はややゼロゼロした呼吸音が聞かれますが、つらい発作は落ち着いています。しかし、夜になるとまた発作で苦しくなるのでは、と心配しています。母親は「少しでも楽にしてあげたいのですが、どうしたらいいかわからないんです」と話しています。

ナーシングマッサージの適用

子どもは成長発達段階であり、成長に伴って治癒する疾患もありますが、小児喘息は成人喘息に移行したり、いったん治癒したかのように思えても気道の過敏性が残ったりする場合があります。小児期の一時的な症状と考えるのではなく、長期的な視野で呼吸器を調える必要があります。

治療は子どもにとって苦痛な時間です。特に、吸入は息苦しい、苦しい治療であるため、子どもが吸入器をとっさに外してしまうこともしばしばあります。そこで、治療中に心地よい体験を行い、吸入が効果的に実施できるようなケアを考えました。

また母親に、子どもが帰宅後に呼吸の苦し

さを訴えたときに手当てを行う方法を知ってもらい、手当ての参加ができるように教育していくことがよいのではないかと考えました。子どもは自分なりの判断基準をもちにくいため、親をはじめ、家族の支援が欠かせません。適切な服薬や吸入方法、喘息発作が出てきたときに母親ができるケア、子どもが本来もつ元気が出せるようなケアを知ってもらうことを計画しました。

全身状態を考えると、現在Kちゃんは子どもがもつ「元気」が弱まっている状態です。ご飯が食べられない、眠れない状態は、本来の子どもの元気が消耗していくばかりです。子どもと親がいっしょにいる時間、大人に本を読んでもらう時間、その日1日あったことなどを話す時間等を活用して、子どもがもつ「気」を呼び起こすケア、癒しの時間に親子で共有できるケアを知ってもらうことにし

ました。このようなときは、身体と心を温かく包み込むように行うこと、つらいところに手を触れる・なでる・さするというぬくもりを伝えるケアが大切になります。

ナーシングマッサージの実際、活用するツボ（ツボの位置はp.143, 144参照）

前胸部から手には肺に関連する太陰肺経が流れているため、ぜひ活用したい部位です。そこで、診察が終わり、吸入治療を始める前に、Kちゃんの前胸部をなでさすりました（図11-1）。前胸部は、太陰肺経の始点である中府のツボと、任脈にある膻中のツボの位置を意識して、なでさすります。その後、「夜もしんどかったね。お咳がたくさん出てつらかったね」と声をかけると、Kちゃんはうなずいていました。吸入を始めるときに母親に

---

column

子どもへのナーシングマッサージの考え方

　子どもはツボの刺激に対する感受性が極めて高く、反応がよいため、ケアは、なでる、さする、温めるを基本として、刺激量は軽めにします。歯ブラシやスプーンの裏を使うこともあります。東洋医学を伝統的に活用して治療を行っている子どもの症状としては、疳の虫（夜泣き、溢乳、不機嫌、奇声を発する、食欲不振、噛みつくなどの症状群の総称で、「小児神経症」と呼ばれる症状の1つ）、夜尿症などがあります。

　小学校低学年程度までは軽い刺激のケアで十分であり、指圧などの手技を使うのは小学校高学年からがよいでしょう。成長発達の個人差を踏まえながら行うようにします。

抱っこしてもらい、背部にある肺兪を中心になでさすり（図11-2）、ゆっくり呼吸をするように促しました。その後、母親にゆっくりと背中をさすってもらいながら、吸入を始めました。ゼロゼロという音は聞こえてくるものの、ゆっくりと呼吸できていたので、吸入を続けました。

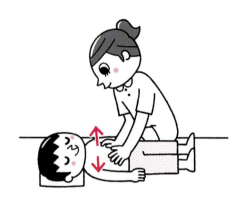

図11-1 ● 前胸部をさする

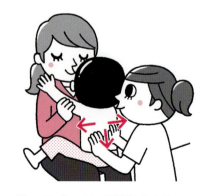

図11-2 ● 抱っこして背部をさする

また、付き添っている母親に、前胸部から手にかけてなでさするとよいことと、中府や膻中、肺兪の位置を伝え、寝る前や喘息発作時にさするとよいことを話しました。母親は、喘息発作時にそのあたりを触っていたとのことだったので、母親による手当てが自然に行われていることを評価しました。

また、Kちゃんを触りながら、背中だけではなく、腰や臀部、手足などが冷えていないかを確認しました。少しひんやりとしていたので、母親にいっしょに触ってもらい、このように冷えていたら、ゆっくり、じんわりと温めるとよいこと、母親の手を当てるだけでも効果があることを伝えました。

反応と評価

Kちゃんは吸入が苦手で、時に外してしまうことがありますが、今回は最後まで受けてくれました。また、さすられることが心地よく、少し元気が出てきたようでした。

母親からは「いつも苦しいときに抱っこしてハラハラ見ているだけですが、そういえばここらへんをさすりますね」との声が聞かれました。母親は自分のできることや、自身の何気ない「なでさする」という行為が子どもにとって大切なケアになっていることを知り、とても喜んでいました。

母親も夜間の不眠や疲労、子どもの不調に何もできないつらさを抱えています。母親のがんばりをねぎらい、できることがあることを伝えていくことは、母親への支援となります。

　忙しい現代社会の中、子ども本来の元気を失いやすい生活において、親とともに子ども自身の気を養うケアは、これまで以上に大切なのではないでしょうか。

参考文献
1 ）山下詢：臨床経絡経穴図解，第2版，医歯薬出版，2003.
2 ）山上亮：子どもの心に触れる整体的子育て，クレヨンハウス，2010.

（坂本めぐみ）

Part 3

12 わずかな時間でも心身を癒す

　自覚の有無を問わず、患者は身体・精神的な苦痛を感じていても、1人で抱えている場合があります。患者の傍に寄り添い、身体に触れるケアを受けることによって心が落ち着き、苦痛が軽減することは多いものです。わずかな時間でも患者を思いやる温かい手を差し伸べ、心身を癒す"マッサージ（軽擦）"を取り入れましょう。

case 1 **筋緊張による上肢の疲労・倦怠感が生じている患者**

✿事例紹介

　Lさん、80歳代、女性。
　右膝の人工関節置換術目的で入院となりました。術後の経過は良好で、リハビリテーションも順調に進み、歩行器歩行から杖歩行が始まりました。患肢に軽い腫脹や熱感はみられましたが、痛みの増強はなく、杖歩行に意欲的に励んでいました。常に笑顔で、「経過は順調でしょうか？」と医療者に聞く以外は、今後への不安などの気持ちを話されることはありませんでした。
　あるとき、看護師が患肢の状況を観察していたところ、Lさんが話しながら手掌をさすっていることに気がつきました。

✿ナーシングマッサージの適用

　Lさんには、歩行に向けて、患肢への荷重が段階的に行われています。手術部位の状態が気になってはいるようですが、治療過程に関連したつらさは我慢しがちのようでした。
　高齢のため、Lさんは必死に上肢の筋力で下肢を支えていました。会話中に無意識に手をさすっている行為から、看護師はLさんに、筋緊張による上肢の疲労・倦怠感が生じ

ていることに気づきました。

　人は、身体のどこかに疼痛があれば、自然とその部位をかばい、そのことで別の部位に負担をかけてしまいます。よって、患者の何気ないしぐさにも関心を寄せることが大切です。わずかな時間でも座位で実施でき、実施中に会話が楽しめるマッサージ（軽擦）は、看護師が手軽に提供できるケアといえます。

❋ナーシングマッサージの実際

　看護師がLさんの病室に訪室した際は、患肢の状況を十分に観察し、リハビリテーションに励んでいることをねぎらいました。そして「足をかばって、手に力が入っていませんか？」とたずねると、Lさんは常に上肢で身体を支えているため、だるいと感じていたことがわかりました。そこで、手掌をさすることから始めてみました。

1. 手掌・手背のナーシングマッサージ

　片手で患者の手背を支え、手掌を上にして、円を描くようにさすります。

　次に、手背を上にして、同様に円を描きながらさすります。

2. 手掌全体の母指圧迫

　患者の手掌を伸展させるように開き、全体を母指圧迫します。特に、母指球や小指球は看護師の母指で十分に揉みほぐします。

　最後に、労宮を母指圧迫します（p.30 図3-6 ⑧参照）。

3. 前腕のナーシングマッサージ

　手関節から肘関節に向けて、さすったり、軽く揉みほぐしたりします。病衣の上からも行えます。

4. 肩～上腕のナーシングマッサージ

　車イス乗車時や端座位のときなどは、背後に立って、肩～上腕をさすりながら会話をします。肩は手根部に軽く圧（強さ加減を相手に必ず確認する）をかけ、揉みほぐします。上腕は腕を把握するように密着させて、揉みほぐします（p.48 図2-3 ④参照）。

❋反応と評価

　Lさんの上肢や肩に触れていると、最初は筋肉が硬く、緊張している感じでした。その後も、検温時やリハビリから帰ってきたときに、状態を聞きながらマッサージをしたり、検査の待ち時間などのわずかな時間に肩や背中を軽擦すると、緊張が緩み、表情もやわらいで、リラックスしていく様子が伝わってきました。

　また、温かい手のぬくもりから信頼関係を築いたことで、Lさんが手術を決めた思いや、

退院したらやりたいことなど会話が広がり、患者理解も深まりました。

case 2 冷えが顕著で不眠がある患者

✤ 事例紹介

Mさん、80歳代、男性。

肺がんで化学療法2クール目が終了しましたが、食欲低下があり、補液を行っています。体力低下と貧血から、トイレ歩行がやっと行える状況です。冷え症で、特に下肢の冷感が著明であり、「眠れない」と訴えています。微熱も続いており、肌を露出する清潔ケアには消極的です。

✤ ナーシングマッサージの適用

化学療法で免疫力が低下しているときは、清潔を保つことが重要です。さらに、Mさんは下肢の冷えが不眠につながっていると考えられ、冷えの軽減が必要でした。足浴(または蒸し浴)は、全身の血行をよくする効果があります。身体の露出には消極的であっても、足(下腿)は部分的な露出ととらえることができ、受け入れやすいケアといえます。

Mさんは点滴中は歩行もやっとの状況で、筋力低下が著明です。足浴(蒸し浴)で血流を促進し、その後に皮膚の保湿を兼ねてマッサージ(軽擦)を行うことで、下肢の筋力のポンプ作用も促進できると考えました。

✤ ナーシングマッサージの実際

足浴の方法と効果について、Mさんにていねいに説明することから始め、了承を得ました。Mさんにベッドサイドのイスに腰かけてもらい、深型のバケツに両足を一度に入れて、マッサージを実施しました。

1. 足浴中の足のナーシングマッサージ

足が極度に冷えている場合は、ぬるめの湯に足をつけ、さし湯で41℃程度に湯温を保ち、10分ほど温めます。その間に、タオル(ガーゼ)を使って汚れを落とした後、足全体をさすったり、足底を母指で揉みほぐしたりします。

2. 足浴後の下肢のスキンケア

足浴後は、水分をていねいに拭き取り、臥床してもらいます。ハンドクリームなどを適量手掌にとり、下肢全体に塗布します。ハンドクリームの滑りを利用して、両手で足背から下腿前面、後面と、まんべんなく軽くさすります。皮膚がハンドクリームを吸収すると手触りが変化し、軽擦時の滑りも悪くなるので、この変化を目安に終了します(p.61も参照)。

✿ 反応と評価

Mさんは、湯から足を出すと「温かくて、気持ちいい」と言い、皮膚保湿の必要性に理解を示し、その後の下肢マッサージの実施も受け入れてくださいました。マッサージ中に「足の温かさが増していく」と話され、その日の夜はよく眠れ、熟眠感があったそうです。翌日からは足浴を心待ちにし、清拭にも同意が得られるようになりました。

足浴後に下肢をマッサージしたり、清拭時に背部をマッサージするなど、日常の清潔ケア時にわずかな時間でもマッサージを加えることで、患者の安楽性は向上します。Mさんにとっては、筋力低下した下肢の疲労感や冷えの緩和が良眠へとつながり、身体的・心理的な効果が得られたといえます。

case 3 がん終末期で心身のさまざまな痛みを抱えている患者

✿ 事例紹介

Nさん、50歳代、女性。

夫との二人暮らしで、長時間付き添いできる家族はいません。Nさんは乳がんによる多臓器転移のため、痛みや腹水貯留、嘔気・息苦しさも加わり、体位変換にも介助が必要な状況でした。消灯時、ベッドを軽度挙上して側臥位にした際に、背中全体を円を描くように軽くさすったところ、Nさんが「もう死にたい…」と、つぶやきました。

✿ ナーシングマッサージの適用

がん終末期の患者は、薬物コントロールでは取り切れないさまざまな苦痛を抱えています。Nさんは「付き添いは不要」と言って、弱音を吐くことはありませんでしたが、病状悪化に伴い、心身の苦痛が増強している状況は明らかでした。

そのようなときこそ、つらいところに"温かい手"を差し伸べ、傾聴する姿勢が大切です。安楽な体位の調整とともに、背中や上・下肢などつらそうなところにマッサージを行います。

✿ ナーシングマッサージの実際

マッサージ（軽擦）という軽刺激であっても、実施時の患者の言葉や表情に留意することが大切です。体表面を軽くなでさすったときの患者の言動が快の反応であるならば、終末期であっても病状に悪影響となることはありません。

1. 体位変換や清潔ケア時の背部の ナーシングマッサージ

側臥位で寝衣のしわを整えた後に、患者の背中に手掌全体を密着させて、肩背部〜腰部

〜臀部にかけて、軽くなでさすります（p.29 図 3-5 ①参照）。

2. 夜間不眠時の手足のナーシングマッサージ

患者と静かに話をしながら、仰臥位の場合は手から上肢全体、または下肢をゆったりと軽くなでさすります。側臥位の場合は、背中を軽くなでさすります。

患者の表情に気をつけながら、看護師もイスに座って、寄り添う姿勢で行います。

✻ 反応と評価

清潔援助後に側臥位となったNさんの背中全体を1分ほどさすっていると、「気持ちいい。ありがとう」と言って、表情がやわらぎました。

その後も、体位変換や検温の際などのわずかな時間を利用してマッサージを続けたところ、夜間の体位変換の際に、「腰をさすってほしい。足も…」と、はじめてつらいところを自ら伝えてくださいました。Nさんに寄り添いながら、本人の希望に沿ったマッサージを行っていると静かに入眠され、翌朝「こんなに眠れたのは久しぶり」と話されました。

ナーシングマッサージは、時間をとって傾聴とともに実施するだけでなく、検温時、体位変換時、清潔ケア時など、身体を触れる際に、数分、数十秒と限られた時間でも行えます。温かい手が触れるわずかな時間が、終末期患者の心身の安らぎにつながるといえます。

（武田美津代）

資料

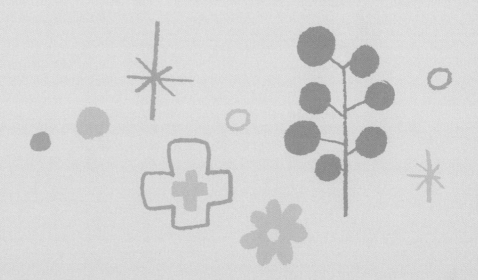

1 指圧マッサージを使ったケアの実践報告・研究

国内において、指圧マッサージ手技を用いて看護ケアの実践を行った報告について、医学中央雑誌から過去15年間（1999〜2014年）の文献を検索した。指圧マッサージは、看護の臨床で遭遇するさまざまな症状の緩和に使われているものが多かった。特定の領域としては、がん、母子、精神、老年があげられた。入院中の患者に限らず、在宅でのケアにも取り入れられていた。

なお、リフレクソロジー、タクティールケア、アロマセラピーとして行われているもの、および健常者を対象とした報告は除外した。

❖ 便秘症状の改善

研究者名	報告内容
新井ら[1]（2014）	精神科入院中の便秘傾向のある患者10名に、1日1回、8か所のツボ押しを行ったところ、そのうちの8名は排便回数が増えて、下剤の使用量が減った
夏秋ら[2]（2008）	浣腸の回数を減らす目的で、神経難病患者に大巨（だいこ）のツボ刺激を行ったところ、腸蠕動が改善し、浣腸の回数を減らすことができた
菅野ら[3]（2008）	療養型病床に入所している排便困難のある高齢者6名に、便秘に効果があるとされる神門（しんもん）、天枢（てんすう）、大巨のツボ刺激を、1日1回、10〜15分実施したところ、便性状が軟らかくなり、そのうちの4例は排便回数が増えた
池田[4]（2008）	化膿性脊髄炎のために入院となり、下肢に弾性ストッキングとA-Vインパルスを装着してベット上安静をとりつつ、深部静脈血栓予防のための処置を受けている78歳女性の患者に、排便を促すために腹部温罨法とマッサージを行ったところ、排便が促された
須藤ら[5]（2006）	透析患者10名に、便秘体操や下剤服用時の注意とともに、腹部マッサージを実施したところ、便の量や回数に変化はなかったが、残便感、いきみ、下剤服用量が減り、患者の満足感が高まった
谷垣ら[6]（2005）	在宅高齢者6名に、レシカルボン座薬と鍼灸師によるツボの指導と温湿布を用いた指圧マッサージを行ったところ、訪問時ごとに排便を誘発できた
木虎ら[7]（2004）	早産児15名に、生後7日目からおむつ交換時に1日平均8回の腸走行に沿った「の」の字マッサージと腹部指圧を行ったところ、児の自然排便率が増加した

森田ら[8] （2005）	切迫早産の妊婦の排便困難に、ツボ刺激そのものを避けて、ツボ周囲のマッサージを行ったところ、便秘尺度の得点が低下し、排便回数も増加して、不快症状がなくなった
木村ら[9] （2009）	産後の便秘女性18名に20分間の足裏マッサージを行い、腸音、排便の主観的評価、排便感を検討した。腸音振幅面積の有意な増大、排便感の有意な亢進、排便や排ガスが著明に見受けられ、足裏マッサージは即時的な排便促進効果があることが明らかとなった
近藤ら[10] （2002）	術後の腸蠕動回復やイレウスによる苦痛症状の緩和を目的に、便秘に悩む患者に指圧マッサージを行ったところ、腹部膨満感が減り、排便コントロールに有効であった。指圧マッサージは薬物よりも自然に近い状態での排便が誘発され、精神的な満足感も得られることが期待できる
西尾[11] （2002）	超急性期の緊急入院患者のうち、ショック状態の者の中に、腸蠕動音の聴取が困難である者がみられるが、腸蠕動促進のケアとして、浣腸・緩下剤の投与以外にも、腹部温罨法とともに腹部マッサージも行ったところ、有効であった
中村ら[12] （2002）	大腿骨頸部骨折患者は高齢者が多く、入院中に便秘になりやすいため下剤の使用者が多いが、腹部や指の指圧マッサージを行ったところ、下剤の使用者も未使用者も腸蠕動グル音が増えた。指圧マッサージには、安静中の患者の胃腸機能を調える効果がある
吉村ら[13] （2001）	呼吸器疾患で、術後に離床意欲がもてずにいた高齢患者に、術後4日目から食事が始まったことをきっかけに、車イスでの食事と足浴などの複合的ケアに加えて、自然排便を促すツボ刺激と腹部マッサージを行った。ツボ刺激や腹部マッサージは離床を促すケアとしても重要である
高柳[14] （2001）	脳神経外科患者3名に、腹部マッサージや腰背部温罨法、グリセリン浣腸や摘便を行った。頭蓋内圧が基準値以下で安定している患者は、これらのケアによって、頭蓋内圧の著しい上昇を生じる危険はなかった
内出ら[15] （2000）	認知症高齢者の便秘改善として腹部ツボ指圧を行ったところ、排便がコントロールできるようになった。しかし、緩下剤を併用することは継続されており、切り離すことは難しい
田中ら[16] （1999）	和漢診療部の入院患者12名にツボ指圧を行い、日本語版便秘尺度（CAS）により評価したところ、ツボ刺激の指導後はCAS得点が低下し、下剤服用量が減った。ツボ指圧は排便コントロールに有効な看護手段といえる

❀浮腫の改善

研究者名	報告内容
門田ら[17]（2009）	60歳以上の高齢者9名を対象に、下肢浮腫の周囲径を図りながら、浮腫の軽減効果を検討したところ、足浴のみ群よりもマッサージ群に、さらに足浴にマッサージを加えた複合的なケアを行った群に、浮腫の軽減効果がみられた
永田ら[18]（2007）	褥婦の下肢浮腫の軽減のために、産褥2～5日の褥婦に腹臥位・仰臥位で下肢のマッサージを行い、併せて下肢の挙上を行ったところ、下腿の体積が減り、皮膚血流量が増加し、浮腫の軽減効果がみられた
黒柳ら[19]（2004）	121名の褥婦に1日1回の足ツボ刺激を行い、周囲径を測ったところ、ツボ刺激なし群よりも、刺激を行った群に下肢の圧痕の程度が少なかった

❀しびれ・痛みの軽減

研究者名	報告内容
登喜ら[20]（2014）	脳卒中後の後遺症によるしびれと痛みを訴える患者20名に、10分間の足浴と15分間のマッサージを行ったところ、心拍数の減少がみられた。痛み・しびれあり群には、脳波のβ波が減少し、リラックス効果もみられ、痛みVASが減り、副交感神経活動が上昇したことから、マッサージは症状緩和に有効である。なお、同時に比較対照とした同数の痛み・しびれなし群にも、マッサージにより副交感神経活動の上昇がみられた
佐々木ら[21]（2013）	緊張型頭痛のある外来患者に、頭部のセルフマッサージを指導し、その効果を検討した。医師からの指導のみよりも、看護師がパンフレットを用いて指導を加えたときのほうが、患者はよりセルフマッサージに取り組み、有効であった
塩月[22]（2012）	60歳代男性の中心性頸髄損傷の急性期看護において、しびれ・疼痛の訴えが繰り返されることに対して、訴えがあるたびにマッサージを行いながら、傾聴するかかわりをもったところ、徐々に患者自身があるがままの気持ちを表出するようになり、障害受容の支援になった

❀呼吸の改善

研究者名	報告内容
藤原ら[23]（2010）	慢性閉塞性肺疾患の患者15名を対象に、1日15分間の背部マッサージを行ったところ、脈拍と呼吸数の減少がみられ、SpO_2値が上昇し、呼吸率が改善した

✿ 不眠症状と睡眠の質の改善

　指圧・マッサージが精神的安寧を促し、睡眠導入やリラックス効果と看護師との信頼関係の構築に役に立つ、さらに危機的状況にある患者の鎮静と回復の段階を促進する支援に有効である、との報告がある。

研究者名	報告内容
平田ら[24]（2013）	夜間の不眠と不穏状態がみられる入院中の4名の患者に下肢のマッサージと足浴を行ったところ、夜間の連続した睡眠は得られなかったものの、リラックス効果とともに睡眠の質が改善した
久世ら[25]（2013）	早期覚醒を訴える精神科病棟に入院中の統合失調症の40歳代の男性患者に、睡眠薬の内服とともに、パンフレットを用いてセルフケアでできる不眠のツボ押しを10分間指導したところ、3週間目から「中途覚醒しても再度入眠できた」との反応があり、また睡眠時間が1時間ほど延長した
瀬戸ら[26]（2003）	手術前訪問で、手術前夜の不眠を緩和する目的で、1,000名の患者に身柱（しんちゅう）のマッサージを行ったところ、手術室スタッフとの信頼関係が築けて、身体が温まるとともに、安眠効果があった
大畑ら[27]（1999）	精神科病棟の入院患者3名に指圧を行ったところ、睡眠導入の効果があった

✿ 精神的支援、ストレス緩和、対人関係の深まり

研究者名	報告内容
大原ら[28]（2010）	セルフケアに向き合えない外来通院中の糖尿病患者6名を対象に、身体の心地よさを体験することを意図してマッサージを取り入れたケアを提供し、患者自身の認識や気持ちの変化を分析した。その結果、看護師との心地よい距離感が感じられるという反応が得られるとともに、家族の思いも受け止めながら、自分の身体への気づきや省察、あるがままの自分を吐露する体験が得られた。自身の治癒力を引き出すようなセルフケアもみられるようになった
志津野[29]（2009）	遷延性意識障害患者に対して、身体刺激としてマッサージを取り入れ、五感刺激を促すケアを実施した。身体刺激としてマッサージを活用することが大切である
畑中ら[30]（2009）	糖尿病が進行し、網膜剥離と神経障害により視力を失った71歳の男性患者に、感覚刺激としてマッサージを取り入れながら寄り添い、傾聴し、日常生活行動を支援するかかわりを行ったところ、ADLの自立度が高まり、生活の自己管理ができるようになった

研究者名	報告内容
樺沢ら[31] （2005）	劇症型心筋炎を発症し、心原性ショック状態で緊急入院した20歳の女性患者に、パニック状態を鎮静化し、精神的支援を促すために、傾聴しながらマッサージやタッチングを行ったところ、フィンクの危機の段階を通して、徐々に危機状態を脱して回復していった
吉原ら[32] （2002）	入院患者4名に、心理的なストレスの緩和のために下肢へのマッサージを行ったところ、リラクセーション反応として血圧・脈拍が落ち着き、精神的な安定が得られた
天川[33] （2000）	心筋梗塞を発症し、CCU入室中の74歳男性患者が、急激な環境変化と生命の危機への驚き、長期安静によるストレスからICU症候群を発症したが、寄り添って話を聞くとともに、体位の工夫や好きな音楽を聴くなどしながらマッサージを行ったところ、看護師との信頼関係もよくなり、精神的安静が取り戻せた

✻化学療法の副作用の緩和（嘔気・嘔吐、倦怠感）、がん性疼痛の緩和

研究者名	報告内容
池見[34] （2015）	痛みを抱えているがん患者への支援に、看護師がマッサージを行いながらかかわることによって、それまで患者の痛みに十分に向き合えなかった自分に気づき、理解が全人的なものへと変化するとともに、前向きにかかわっていこうという意識が高まった
熱田ら[35] （2014）	化学療法中の肺がん患者の嘔気・嘔吐の軽減のために指圧を行ったところ、吐き気の発生率が75％から63％に減少した
新田ら[36] （2008）	プラチナ製剤の化学療法を受けている肺がん患者の遷延性嘔気の軽減に、足浴後にマッサージを行った群（24名）と、通常のケアのみの群（22名）を比べたところ、嘔気の発生回数に差はなかったものの、マッサージ群は嘔気VASの得点が有意に低下した
新幡ら[37] （2010）	全国の緩和ケア病棟で2年以上働いている看護師（606名）への質問紙調査の回答をもとに、がん性疼痛緩和を目的としたマッサージの活用状況とその影響について検討した。臨床経験が長いほど、マッサージは気持ちのよさや不安の軽減などに活用されていた。臨床での経験知を活用して、的確なアセスメント能力を高めることが必要である
高橋ら[38] （2007）	治療後安静を必要とする肝細胞がん患者の倦怠感の推移を観察しながら、フットマッサージを行ったところ、倦怠感尺度（CFS）得点が減り、緩和効果がみられた

新田ら[39] (2007)	ホスピス・緩和ケア病棟の看護師による補完代替療法の実施状況を調査した。回答のあった907名の看護師の9割がマッサージを活用しており、下肢のだるさ、痛み、全身の倦怠感の緩和や不安の軽減、リラックスを促す目的で実施していた
平原[40] (2006)	全人的苦痛を抱える59歳のがん患者の終末期のケアに、マッサージと対話を取り入れながらかかわった結果、「身体的リラックス」「支えられているという安心感・喜び」を体験しつつ、自己洞察が促され、人生を肯定する、痛みを乗り越える、などの全人的苦痛の受容と緩和がみられた
蛭田ら[41] (2006)	患者や妻の希望を尊重し、自宅でのターミナルケアとして、クリニックでのチーム医療を提供した。疼痛コントロールとともに、座薬や温湿布、マッサージなどの複合的なケアを提供しながら、死を迎えるまでの支援を行った
葉山ら[42] (2003)	シスプラチン投与後の不快症状に、足浴と指圧マッサージを行った。足浴後マッサージは、遷延性食欲不振や倦怠感などが軽減できる可能性がある
馬淵ら[43] (2003)	化学療法中に吐気・嘔吐を繰り返している患者2名に、指圧を行いながら、患者の話を聞くことで時間を共有した。タッチの効果により、病気に向き合い、「がんばる」という気持ちを支援できる可能性がある
安達ら[44] (2003)	終末期患者の在宅への移行を支援し、患者の思いを傾聴しながらマッサージを行うことで、身体的苦痛の軽減になった。家族の相談相手にもなりながら、患者の思いを実現できた
沢田ら[45] (2002)	がんの再発により終末期にある、支援する家族がいない40歳女性の患者に寄り添い、話を聞きながらマッサージや罨法を行った。キューブラ＝ロスの死の受容のプロセスの段階ごとに、怒りや抑うつ、疼痛や孤独感が軽減され、効果があった
丹羽ら[46] (2000)	パクリタキセル（タキソール®）投与中の筋肉痛・関節痛に対して、温罨法と指圧マッサージを行ったところ、疼痛緩和効果がみられ、一時的であっても患者の精神的な安寧に役立った
坂本[47] (2000)	がん性疼痛のある終末期の患者にマッサージを行いながらかかわることで、患者 – 看護師関係に変化がみられ、お互いに癒しが得られるケアリング効果が示唆された
池見[48] (2000)	薬物拒否により背部痛の軽減ができなかったがん患者にマッサージを行うことで、心理社会的効果が得られる可能性がある
松本[49] (1999)	がん患者の疼痛緩和に、薬物コントロールとともに、足浴や指圧マッサージを取り入れることで、効果がみられた

✻ 周産期の母親および母子（児）への適用

研究者名	報告内容
田中ら[50]（2014）	産後 3 か月目の母親で、1 か月間のベビーマッサージを行う介入群 26 名と、行わない対照群 25 名を比較したところ、介入群に副交感神経活動の上昇、唾液中アミラーゼ値とコルチゾールの低下、気分尺度 POMS の「怒り－敵意」の減少がみられた。ベビーマッサージが母親の自律神経活動を安定させるとともに、否定的感情を減少させる効果が見込まれる
鈴木ら[51]（2013）	産褥期にある 58 名の褥婦に、背部アロママッサージの気分改善効果について、POMS 短縮版を用いて、アロママッサージの前後で比較検討した。アロママッサージ後は施行前と比べて POMS 短縮版のすべての項目で有意差があり、アロママッサージは産褥期の気分改善に有効であった
川村ら[52]（2013）	産褥早期の褥婦 22 名に、疲労軽減の目的で背部の温罨法と脊柱への指圧を行ったところ、POMS による「疲労－混乱」「怒り－敵意」の感情が軽減した。褥婦の疲労回復にバックケアは効果的である
岡田ら[53]（2011）	生後 3〜5 日目の母子同室の母親 49 名を介入群として、アロマオイルを用いたベビーマッサージを行ってもらい、行わなかった対照群の母親 55 名と比較した。ベビーマッサージを行った群に、胎児感情評定尺度の中の「接近」感情が増加し、「回避」感情が減少したことから、ベビーマッサージは愛着形成に何らかの影響がある可能性がある
小西ら[54]（2010）小西ら[55]（2011）	産褥 2〜3 日の褥婦と非妊婦に、足浴・足マッサージ前後の皮膚温（乳輪部、乳房部、指先部、額中央部）の測定と、「心地よさ」の主観的評価を調査した。その結果、褥婦と非妊婦には差がなく、乳輪・乳房・額中央部皮膚温の変化はなかったが、指先の皮膚温は上昇し、温かくなっていた。また、主観的反応として「心地よかった」という評価が得られた
中北ら[56]（2009）	正常な産褥早期の母親への背部マッサージによるリラクセーション効果について、自律神経活動および主観的指標（RE 尺度）を用いて検討したところ、背部マッサージのリラックス効果が示唆された

❖ さまざまな看護ケアと組み合わせて

日常のケアを行うときや行った後に、指圧マッサージを取り入れたところ、症状緩和の効果があったとの報告がある。

研究者名	報告内容
三澤ら[57]（2008）	脳神経障害の後、長期間の臥床や車イスでの生活によって、頸部の後屈を起こしている高齢患者4名に、温罨法と指圧、高枕の調節を行ったところ、前屈への可動域が改善した
早川ら[58]（2008）	硝子体手術後の腹臥位中の体位制限により生じる苦痛への援助として、4名の患者を対象に、1週間にわたり肩・腰部への温罨法とともにマッサージを行った。その結果、POMSの「緊張－不安」「抑うつ－落ち込み」「疲労－混乱」の得点が低下した。マッサージは精神的苦痛の緩和に有効である
谷ら[59]（2007）	上部消化管内視鏡検査を受ける患者の苦痛軽減の目的で背部マッサージを行った介入群（8名）を、行わなかった対照群（8名）と比較したところ、脳波の鎮静を示す$\delta \cdot \theta$波が増加し、緊張を示すβ波が減少した。背部マッサージは苦痛の軽減に有効可能性がある
柳[60]（2006）	背部痛のある入院患者10名を対象に、1日10分の指圧・マッサージを3日間行う介入期と、介入なしの対照期を比較したところ、介入期では自律神経活動として心拍数が減少し、主観的評価においてもリラックス感が高まった
楊ら[61]（2005）	硝子体ガス置換術後の腹臥位安静中の患者に、ホットパックと5分間指圧を組み合わせたケアを行ったところ、肩こりが軽減しただけでなく、患者から「寝る前にしてほしい」との希望が出された。これらのケアは精神的鎮静の効果も期待できる
内田[62]（2005）	坐骨神経痛のために寝たきり状態が続き、退院できなかった62歳の女性に、臀部と下肢を中心に指圧マッサージを行った。温熱療法も併用して、痛みの評価をしながら経過をみた。その結果、徐々に痛みが緩和していき、車イス移乗からADLの拡大を図り、試験外泊ができるようになり、退院に向けてリハビリテーションに励むようになった
藤巻ら[63]（2003）	眼科手術後の体位制限による身体的・精神的苦痛を緩和する目的で、肩および背部マッサージを行ったところ、苦痛の緩和が図られた

✤ 文献からみえてくること（まとめ）

　ここに取り上げた研究報告は、必ずしも指圧を取り入れたマッサージばかりではないが、それぞれの取組みを概観してみると、いくつかのことがみえてくる。

❶指圧マッサージの対象者は、乳幼児から高齢の人まで多岐にわたり、また病院・施設・自宅・地域の場で活用されている。苦痛症状の内容も多岐にわたっており、手術後あるいは術前からの痛みや、病気のもたらす耐え難い苦痛・吐き気、避けられない薬の副作用による吐き気や便秘、倦怠感といった、身体への負荷を強いる症状を緩和するために活用されていた。

❷看護の臨床で出会う人々は、何らかの苦痛（時に耐え難い苦痛）、吐き気、体位抑制や動作の困難を抱えていることが多い。そのようなときでも、指圧マッサージにより、具体的な症状の緩和が図られる可能性がある。また、客観的な生理的評価が得られない場合でも、その刺激と看護師のかかわりが精神面での効果を生んでいる可能性がある。実際、いくつかの研究は、精神的な安楽さ、対人関係の改善や深まりについて報告している。

❸臨床症状が重篤な場合でも、指圧マッサージを積極的に活用し、苦痛緩和に役立ったという報告も多い。症状が重篤であるからこそ、誰かにしっかりと支えてほしい、理解してほしいという患者や家族の希望に、指圧マッサージの手技を用いて寄り添える可能性がある。治療の及ばない段階でこそ、症状緩和と精神的支え（時に霊的な癒しの効果も含めて）になっていると思われる。改めて、触れるケアは、その人が生きている限り、そこに病んでいる身体が存在する限り、欠かせない支援であるといえる。

❹病気の状態が改善せず、長引いたときには、当人はもとより家族にも大きな影響が出てくる。病院から在宅へ、あるいは施設へと療養の場の移行に向けてリハビリテーションを進め、心の準備を図るなどの動機づけのケアとしても、指圧マッサージは有効である。その人にそのとき必要とされている快適な感覚刺激となり、身体の緊張がとれた気持ちが鼓舞され、意欲が出てくる効果がみられる可能性がある。

❺ここに示した研究報告のいくつかは、必ずしも西洋医学的に検証されたといえる

レベルのものではない。しかし、その刺激がどのようなものであっても、その人の反応は個別的であるという前提に立って療法を用いるのが東洋医学・看護の基本であると考えると、むしろ個々の事例をしっかりとみていくことの重要性を見出せる。どのような視点で、何を評価しようとしたのかが明示されることで、これらの実践報告の中から、得難い知見を発見することができるものと期待する。

❻その人の身体のはたらき（機能）を助けるように刺激を調節するのが、指圧マッサージの本当の力であるといえる。その刺激は身体の奥深くに伝わり、内臓を調える力をもつ。このような刺激の流れを意図した手技として、指圧マッサージ手技を活用したいものである。

引用文献
1）新井宏予, 大澤祐貴子：便秘傾向にある患者に対する指圧マッサージの効果, 聖マリアンナ医学研究誌, 14：13-16, 2014.
2）夏秋清美, 米村久美子, 瀬上 緑ほか：神経難病患者に対する有効な腹部のツボ指圧の検討─機械的刺激による浣腸を減らす取り組み, 日本看護学会論文集（成人看護Ⅱ）, 38：362-364, 2008.
3）菅野トシ子, 高橋真由美, 瀧澤 歩ほか：排便困難患者にツボ療法を行って, 日本看護学会論文集（老年看護）, 38：170-171, 2008.
4）池田奈美：安静臥床による排便困難をきたした患者への援助─腹部温罨法, 腹部マッサージなどを行って, 姫路聖マリア病院誌, 19：20-26, 2008.
5）須藤清美, 高木なつ子, 山本秀子ほか：透析患者様の便秘改善に向けたとり組み, 長野県透析研究会誌, 29(1)：49-51, 2006.
6）谷垣静子, 上野範子, 松井敏子ほか：在宅高齢者の排便ケア─坐薬・温湿布マッサージの併用, 訪問看護と介護, 10(12)：1068-1072, 2005.
7）木虎左知恵, 平岡 翠：早産児に対する腹部マッサージの有効性について─患児にやさしい看護を目指して, 日本新生児看護学会講演集, 14：158-159, 2004.
8）森田美穂, 湯浅重子：妊婦の排便困難に対するつぼ周囲のマッサージの効果, 日本看護学会論文集（母性看護）, 36：80-82, 2005.
9）木村 静, 阿曽洋子：産後の便秘女性への足裏マッサージによる腸音解析からみた排便促通効果の検証, 母性衛生, 50(2)：352-359, 2009.
10）近藤重子, 鈴木友子, 深谷美香ほか：ツボ指圧による排便の効果, 西尾市民病院紀要, 13(1)：102-104, 2002.
11）西尾浩美：クリティカルな状態における腸蠕動運動促進ケアの現状, 臨牀看護, 28(12)：1800-1806, 2002.
12）中村順子, 石川明美, 高橋陽子ほか：大腿部頚部骨折患者の自然排便を促すための援助の実際─ツボ指圧・腹部マッサージを取り入れて, 袋井市立袋井市民病院研究誌, 11(2)：55-60, 2002.
13）吉村万寿美, 坂本澄子, 粟田桂子：術後離床がすすまない高齢患者の関わり, 兵庫県立尼崎病院年報, 12：128-130, 2001.

14) 高柳智子:脳神経外科患者の頭蓋内圧に排便ケアが及ぼす影響,看護技術,47(10):1192-1198,2001.
15) 内出とき子,新谷麻紀子:痴呆老人患者の排便コントロールを試みて―腹部ツボ指圧を取り入れて,日本精神科看護学会誌,43(1):160-162,2000.
16) 田中直美,土田悦子,早川清美ほか:排便コントロールに対するツボ指圧の検討,日本看護学会論文集(成人看護Ⅱ),30(2):104-106,1999.
17) 門田牧子,野崎真奈美:高齢患者における足浴・マッサージによる浮腫軽減の効果について,看護人間工学研究誌,9:43-48,2009.
18) 永田華千代,田中永一郎,竹生政資ほか:褥婦の下肢浮腫軽減のための下肢マッサージの検討,ペリネイタルケア,26(10):1051-1055,2007.
19) 黒柳広美,平山由起枝,尾崎是子:産じょく期の下肢浮腫に対する足ツボ刺激の効果について,日本看護学会論文集(母性看護),35:96-98,2004.
20) 登喜和江,深井喜代子:脳卒中後遺症としての痛みしびれに対する足浴後マッサージの効果,日本看護技術学会誌,13(1):47-55,2014.
21) 佐々木沙依子,中江紀子,川渕ゆかり:当院における緊張型頭痛セルフマッサージの現状―患者自身が実行できる指導方法を検討する,函館中央病院医誌,15:57-59,2013.
22) 塩月祐輝:急性期における障害受容過程に対する看護援助―中心性頸髄損傷の患者の援助を通して,川崎市立川崎病院看護部事例研究集録,14:94-96,2012.
23) 藤原 桜,蓑田昇一:慢性閉塞性肺疾患患者に対する背部マッサージによる生理学的呼吸指標の改善,神戸市看護大学紀要,14:1-10,2010.
24) 平田 薫,丸田明美:夜間不眠患者の下肢マッサージ・足浴による睡眠の効果,日本看護学会論文集(老年看護),43:50-53,2013.
25) 久世ひとみ,水谷洋朗,中川幸次ほか:セルフケア指圧がもたらす再入眠への効果―早朝覚醒を訴える統合失調症患者に実施して,日本精神科看護学術集会誌,56(1):484-485,2013.
26) 瀬戸秀二,金田栄子:手術前夜の不眠の緩和―術前訪問にて身柱マッサージを試みて,日本手術医学会誌,24(1):34-35,2003.
27) 大畑 希,見原優貴子:不眠を訴える患者への指圧の効果,日本看護学会論文集(成人看護Ⅰ),30:170-172,1999.
28) 大原裕子,清水安子,正木治恵:身体の心地よさに働きかける看護援助―糖尿病患者に対するマッサージを介したセルフケア援助をとおして得られた患者の反応より,日本糖尿病教育・看護学会誌,14(1):11-21,2010.
29) 志津野佐栄子:遷延性意識障害患者への身体刺激と五感刺激の効果,群上市民病院年報,6(1):21-24,2009.
30) 畑中あかね,瀬戸奈津子:感覚から看護する―糖尿病神経障害から感覚障害に陥った事例,看護学雑誌,73(4):50-53,2009.
31) 樺沢由昭,田辺涼子,宮島由里子ほか:20歳で劇症型心筋炎を発症した患者に対する医療チームの精神的支援―フィンクの危機理論を用いて振り返る,Heart Nurs,18(1):9-15,2005.
32) 吉原正美,野村 恵,内堀由香ほか:マッサージによるリラックス効果,長野赤十字病院医誌,15:120-124,2002.
33) 天川佐和子:急性心筋梗塞で入院し長期安静を強いられICU症候群となった患者の看護,奈良県立三室病院看護学雑誌,16:61-63,2000.
34) 池見亜矢子:看護師ががん患者の疼痛を理解するプロセス―マッサージを用いたケアを通して,福島県立医科大学看護学部紀要,17:13-21,2015.
35) 熱田洋平,栗田めぐみ,徳増千恵美:化学療法を受ける肺癌患者の嘔気予防における指圧効果の検証,日本

看護学会論文集（成人看護Ⅱ），44：133-136，2014．
36) 新田紀枝，阿曽洋子，葉山有香ほか：がん化学療法による遷延性嘔気に対する足浴後マッサージの効果，がん看護，13（1）：84-89，2008．
37) 新幡智子，小松浩子：がん性疼痛緩和ケアを目的とした看護師によるマッサージの活用と関連要因の検討，Palliat Care Res, 5（1）：101-113，2010．
38) 髙橋京子，米谷良美，入江由美子：治療後床上安静を要する肝細胞癌患者の倦怠感の推移とフットケアによる緩和効果，日本看護学会論文集（成人看護Ⅱ），37：168-170，2007．
39) 新田紀枝，川端京子，高橋晃子ほか：ホスピス・緩和ケア病棟看護師の代替療法の実施の現状に関する調査，日本看護学会論文集（成人看護Ⅱ），37：83-85，2007．
40) 平原直子：全人的苦痛を抱えるがん患者に対する「マッサージと対話」の効果—患者の「痛みの意味」の変化を中心に，高知女子大学紀要（看護学部編），55：51-59，2006．
41) 蛭田みさ子，巣山琴美，菅ひろこほか：自宅でのターミナルケアを希望する患者の意思を尊重したクリニックでのチーム医療，善仁会研究年報，27：92-95，2006．
42) 葉山有香，沼波勢津子，新田紀枝ほか：シスプラチン投与後の不快な症状に対する足浴後マッサージの効果，日本看護学会論文集（成人看護Ⅱ），34：18-20，2003．
43) 馬淵美恵，前田待子，小平さと美ほか：化学療法副作用のある患者のおもいと指圧との関係，日本看護学会論文集（成人看護Ⅱ），34：33-35，2003．
44) 安達律江，後藤登茂子：終末期患者の「家に帰りたい」を叶えるために—患者の願いを引き出し家族と共に支えられる看護を目指して，日本看護学会論文集（老年看護），34：120-122，2003．
45) 沢田理恵，伊藤和美，松尾亜希子ほか：孤独な死を迎えた患者の理解—支援する家族がいなかった患者のケース，成田赤十字病院誌，4：35-40，2002．
46) 丹羽順子，早川由里子，射場幸子ほか：化学療法中の患者の看護について—タキソール療法による筋肉痛・関節痛への援助を試みて，名古屋市立病院看護研究集録，1996：44-49，2000．
47) 坂本京子：終末期がん患者の疼痛に対するマッサージの有効性についての検討，神奈川県立看護教育大学校事例研究集録，23：40-44，2000．
48) 池見亜矢子：がん性疼痛患者におけるマッサージの心理社会的意義—薬物拒否により背部痛の軽減が困難であった事例より，神奈川県立看護教育大学校事例研究集録，23：1-5，2000．
49) 松本明子：がん患者の疼痛緩和ケアにおける看護婦の役割—薬物コントロール・足浴，マッサージのアプローチからみえたもの，神奈川県立看護教育大学校事例研究集録，22：85-89，1999．
50) 田中弥生，能町しのぶ，渡邊浩子：1カ月間のベビーマッサージが母親の自律神経活動と心理状態にもたらす効果の検証，母性衛生，55（1）：111-119，2014．
51) 鈴木桂，手塚奈緒子，木村ツヤ子：産褥期における背部アロマッサージの気分改善効果，日本看護学会論文集（母性看護），43：38-41，2013．
52) 川村萌美，和智志げみ，永見桂子：産褥早期の褥婦の疲労に及ぼすバックケアの効果，三重県立看護大学紀要，16：27-33，2013．
53) 岡田知子，平田真理子：早期新生児期から行うベビーマッサージの有用性—胎児感情評定尺度を用いた愛着形成の検討，日本看護学会論文集（母性看護），42：36-38，2011．
54) 小西清美，工藤寛子，尾崎麻美：産褥早期の足浴・足マッサージによる乳輪・乳房への効果—乳輪・乳房の皮膚温の経日的変化から，母性衛生，51（2）：385-395，2010．
55) 小西清美：足浴・足マッサージによる「心地よさ」に対する主観的・客観的な評価—褥婦と非妊婦の比較，母性衛生，52（2）：249-255，2011．
56) 中北充子，竹ノ上ケイ子：正常な産褥早期の母親への背部マッサージによるリラクセーション効果—自律神経活動および主観的指標の観点から，日本助産学雑誌，23（2）：230-240，2009．

57）三澤晴美，前澤美代子：老年期にある脳神経障害の頸部後屈に対する温罨法・指圧・枕高調節による頸部後屈拘縮改善の効果，日本看護学会論文集（老年看護），38：76-78，2008．
58）早川真利絵，五十嵐綾子，諏江友美：硝子体手術後の体位制限により生じる苦痛への援助―マッサージによる精神的苦痛の変化，竹田綜合病院医学雑誌，34：83-87，2008．
59）谷 昭子，堤 隆子，国安紀恵ほか：上部消化管内視鏡検査を受ける患者への背部マッサージの効果，日本看護学会論文集（成人看護Ⅱ），37：165-167，2007．
60）柳 奈津子：入院患者に対する背部マッサージ・指圧の効果―自律神経活動および主観的指標による評価，看護研究，39（6）：457-467，2006．
61）楊 倫和，渡部恵子，黒田貴子ほか：眼科術後腹臥位安静患者の肩こりの苦痛緩和を考える，全国自治体病院協議会雑誌，44（8）：1223-1227，2005．
62）内田陽子：癒しケア外来の開設と評価，日本看護管理学会誌，9（1）：13-21，2005．
63）藤巻尚美，佐藤美和，神田 藍ほか：眼科手術後患者の体位制限に伴う苦痛と効果的な援助，山梨大学看護学会誌，2（1）：31-34，2003．

（小板橋喜久代）

* p.141～147のイラストは、森和監修『経穴マップ イラストで学ぶ 十四経穴・奇穴・耳穴・頭鍼』（医歯薬出版，2004）を参考に作成した。

2 経絡図

�ազ14 経脈気血の流注

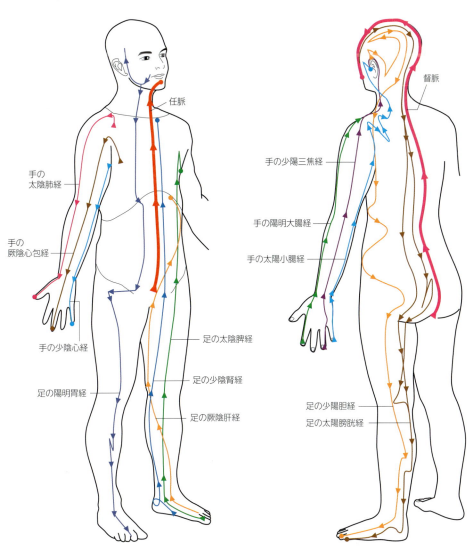

3 本書に出てくる経穴(ツボ)

場所	経穴(ツボ)	位置
頭頸部・顔	百会(ひゃくえ)	両耳の頂点を結んだ線と頭頂部正中線が交わるところ
	攅竹(さんちく)	眉毛の内側
	太陽(たいよう)	眉毛外端から2cmのところ
	睛明(せいめい)	目頭の内側
	絲竹空(しちくくう)	眉毛の外側の端のくぼんだあたり
	四白(しはく)	瞳の真下のくぼんでいる部分から1横指下
	迎香(げいこう)	小鼻(鼻柱の左右のふくらみ)の脇
	安眠(あんみん)	耳の後ろにある乳様突起の前方および後方
	完骨(かんこつ)	乳様突起の後下縁
	天柱(てんちゅう)	後頭骨下端くぼみから2cm下の外側2cmのところ
	風池(ふうち)	乳様突起と後頭骨直下を結んだ線の中央
	風府(ふうふ)	背骨から上がって髪の生え際と後頭部頂点の中間点

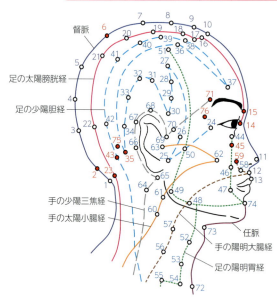

【督脈】
1 瘂門、2 風府、3 脳戸、4 強間、5 後頂、6 百会、7 前頂、8 顖会、9 上星、10 神庭、11 素髎、12 水溝、13 兌端

【足の太陽膀胱経】
14 睛明、15 攅竹、16 眉衝、17 曲差、18 五処、19 承光、20 通天、21 絡却、22 玉枕、23 天柱

【足の少陽胆経】
24 瞳子髎、25 聴会、26 上関(客主人)、27 頷厭、28 懸顱、29 懸釐、30 曲鬢、31 率谷、32 天衝、33 浮白、34 頭竅陰、35 完骨、36 本神、37 陽白、38 頭臨泣、39 目窓、40 正営、41 承霊、42 脳空、43 風池

【足の陽明胃経】
44 承泣、45 四白、46 巨髎、47 地倉、48 大迎、49 頬車、50 下関、51 頭維、52 人迎、53 水突、54 気舎、55 缺盆

【手の陽明大腸経】
56 天鼎、57 扶突、58 禾髎、59 迎香

【手の太陽小腸経】
60 天窓、61 天容、62 顴髎、63 聴宮

【手の少陽三焦経】
64 天牖、65 翳風、66 瘈脈、67 顱息、68 角孫、69 耳門、70 和髎、71 絲竹空

【任脈】
72 天突、73 廉泉、74 承漿

【その他】
75 安眠、76 太陽

場所	経穴（ツボ）	位置
肩背部・腰部	風門（ふうもん）	第2・3胸椎棘突起間、左右2横指外側
	肩井（けんせい）	第7頸椎と肩峰を結んだ線の中央
	大椎（だいつい）	第7頸椎・第1胸椎棘突起間
	身柱（しんちゅう）	第3・4胸椎棘突起間の陥凹部
	肺兪（はいゆ）	第3・4胸椎棘突起間、左右2横指外側
	心兪（しんゆ）	第5・6胸椎棘突起間、左右2横指外側
	膈兪（かくゆ）	第7・8胸椎棘突起間、左右2横指外側
	肝兪（かんゆ）	第9・10胸椎棘突起間、左右2横指外側
	脾兪（ひゆ）	第11・12胸椎棘突起間、左右2横指外側
	胃兪（いゆ）	第12胸椎棘突起と第1腰椎棘突起間、左右2横指外側
	腎兪（じんゆ）	第2・3腰椎棘突起間、左右2横指外側
	志室（ししつ）	第2・3腰椎棘突起間、左右4横指外側
	大腸兪（だいちょうゆ）	第4・5腰椎棘突起間、左右2横指外側
	便秘点（べんぴてん）	臍の左方1横指から下方3横指（左のみ）
	上髎（じょうりょう）	仙骨の4対の一番上のくぼみ（第1後仙骨孔）
	次髎（じりょう）	仙骨の4対の上から2番目のくぼみ（第2後仙骨孔）
	中髎（ちゅうりょう）	仙骨の4対の上から3番目のくぼみ（第3後仙骨孔）
	下髎（げりょう）	仙骨の4対の一番下のくぼみ（第4後仙骨孔）
	十七椎（じゅうななつい）	第5腰椎棘突起と仙骨の間
胸腹部	中府（ちゅうふ）	鎖骨外端下のくぼみ（烏口突起）から1横指下
	膻中（だんちゅう）	胸骨前面の正中線上で左右乳頭の中央
	中脘（ちゅうかん）	みぞおちと臍の真ん中
	天枢（てんすう）	臍の左右3横指外側

3 本書に出てくる経穴（ツボ）

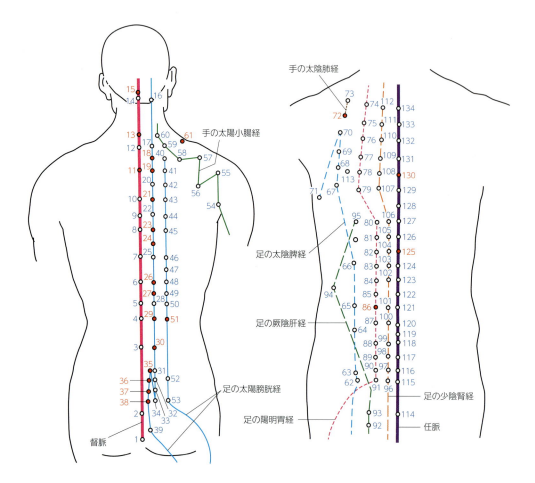

【督脈】1 長強、2 腰兪、3 陽関、4 命門、5 懸枢、6 脊中、7 筋縮、8 至陽、9 霊台、10 神道、11 身柱、12 陶道、13 大椎、14 唖門、15 風府

【足の太陽膀胱経】16 天柱、17 大杼、18 風門、19 肺兪、20 厥陰兪、21 心兪、22 督兪、23 膈兪、24 肝兪、25 胆兪、26 脾兪、27 胃兪、28 三焦兪、29 腎兪、30 大腸兪、31 小腸兪、32 膀胱兪、33 中膂内兪、34 白環兪、35 上髎、36 次髎、37 中髎、38 下髎、39 会陽、40 附分、41 魄戸、42 膏肓、43 神堂、44 譩譆、45 膈関、46 魂門、47 陽綱、48 意舎、49 胃倉、50 肓門、51 志室、52 胞肓、53 秩辺

【手の太陽小腸経】54 肩貞、55 臑兪、56 天宗、57 秉風、58 曲垣、59 肩外兪、60 肩中兪

【足の少陽胆経】61 肩井

【足の太陰脾経】62 衝門、63 府舎、64 腹結、65 大横、66 腹哀、67 食竇、68 天溪、69 胸郷、70 周栄、71 大包

【手の太陰肺経】72 中府、73 雲門

【足の陽明胃経】74 気戸、75 庫房、76 屋翳、77 膺窓、78 乳中、79 乳根、80 不容、81 承満、82 梁門、83 関門、84 太乙、85 滑肉門、86 天枢、87 外陵、88 大巨、89 水道、90 帰来、91 気衝

【足の厥陰肝経】92 五里、93 陰廉、94 章門、95 期門

【足の少陰腎経】96 横骨、97 大赫、98 気穴、99 四満、100 中注、101 肓兪、102 商曲、103 石関、104 陰都、105 通穀、106 幽門、107 歩廊、108 神封、109 霊墟、110 神蔵、111 彧中、112 兪府

【手の厥陰心包経】113 天池

【任脈】114 会陰、115 曲骨、116 中極、117 関元、118 石門、119 気海、120 陰交、121 神闕、122 水分、123 下脘、124 建里、125 中脘、126 上脘、127 巨闕、128 鳩尾、129 中庭、130 膻中、131 玉堂、132 紫宮、133 華蓋、134 璇璣

場所	経穴(ツボ)	位置
上肢	曲池(きょくち)	肘を曲げたときにできるしわの外端
	手三里(てさんり)	曲池から親指側に約3cm下がったところ。肘を曲げたときにできるしわから3横指手側
	合谷(ごうこく)	手の甲を上にして、親指と示指の骨が合わさるくぼみの部分
	神門(しんもん)	手関節前面横紋の小指側で、豆状骨と小指側茎状突起の間のくぼみ
	労宮(ろうきゅう)	手のひらの中央
	内関(ないかん)	手関節前面横紋の中央から肘に向かって3横指上
	外関(がいかん)	手関節背面横紋の中央から肘に向かって3横指上
	第2二間(だいにじかん)	示指と中指の間の付け根
手足の爪	井穴(せいけつ)	p.60 図5-1 参照

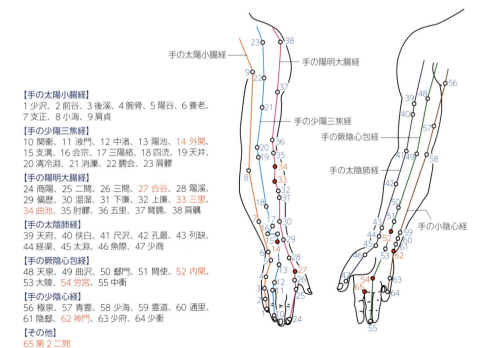

【手の太陽小腸経】
1 少沢、2 前谷、3 後溪、4 腕骨、5 陽谷、6 養老、7 支正、8 小海、9 肩貞

【手の少陽三焦経】
10 関衝、11 液門、12 中渚、13 陽池、14 外関、15 支溝、16 会宗、17 三陽絡、18 四涜、19 天井、20 清冷淵、21 消濼、22 臑会、23 肩髎

【手の陽明大腸経】
24 商陽、25 二間、26 三間、27 合谷、28 陽溪、29 偏歴、30 温溜、31 下廉、32 上廉、33 三里、34 曲池、35 肘髎、36 五里、37 臂臑、38 肩髃

【手の太陰肺経】
39 天府、40 俠白、41 尺沢、42 孔最、43 列缺、44 経渠、45 太淵、46 魚際、47 少商

【手の厥陰心包経】
48 天泉、49 曲沢、50 郄門、51 間使、52 内関、53 大陵、54 労宮、55 中衝

【手の少陰心経】
56 極泉、57 青霊、58 少海、59 霊道、60 通里、61 陰郄、62 神門、63 少府、64 少衝

【その他】
65 第2二間

場所	経穴(ツボ)	位置
下肢	太衝(たいしょう)	第1・2中足骨の後端接合部の前
	解谿(かいけい)	足首の前面中央のくぼみ。長母指伸筋と長指伸筋腱の間
	太谿(たいけい)	内踝の頂点とアキレス腱の間
	足三里(あしさんり)	脛骨の外側の前脛骨筋上、膝蓋骨の下縁から4横指下の骨の際
	三陰交(さんいんこう)	脛骨の内側の縁で、内踝の頂点から4横指上、脛骨後縁の後方1cm

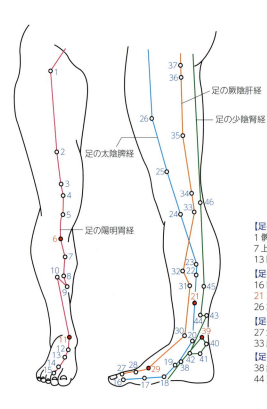

【足の陽明胃経】
1 髀関、2 伏兎、3 陰市、4 梁丘、5 犢鼻、6 足三里、7 上巨虚、8 条口、9 下巨虚、10 豊隆、11 解谿、12 衝陽、13 陥谷、14 内庭、15 厲兌

【足の太陰脾経】
16 隠白、17 大都、18 太白、19 公孫、20 商丘、21 三陰交、22 漏谷、23 地機、24 陰陵泉、25 血海、26 箕門

【足の厥陰肝経】
27 大敦、28 行間、29 太衝、30 中封、31 蠡溝、32 中都、33 膝関、34 曲泉、35 陰包、36 五里、37 陰廉

【足の少陰腎経】
38 然谷、39 太谿、40 大鐘、41 水泉、42 照海、43 復溜、44 交信、45 築賓、46 陰谷

場所	経穴(ツボ)	位置
下肢	承扶(しょうふ)	臀部と太腿の間に横に伸びた溝のほぼ中央
	殷門(いんもん)	大腿後面、膝の裏の真ん中と、臀部と大腿付け根の真ん中を結んだ線のほぼ中央
	委中(いちゅう)	膝窩横紋（膝関節の裏側のしわ）の真ん中
	承山(しょうざん)	ふくらはぎの中央線上で、膝裏と踝の中間点
	崑崙(こんろん)	外踝の突起から後方にずらしたアキレス腱の手前のくぼみ
	湧泉(ゆうせん)	足底部で、足趾を曲げたときにできるくぼみ
	失眠(しつみん)	踵の中央

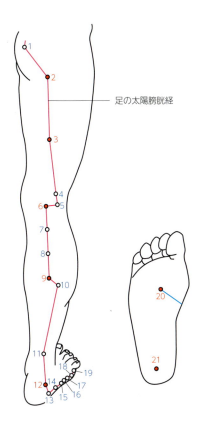

足の太陽膀胱経

【足の太陽膀胱経】
1 会陽、2 承扶、3 殷門、4 浮郄、5 委陽、6 委中、7 合陽、8 承筋、9 承山、10 飛揚、11 附陽、12 崑崙、13 僕参、14 申脈、15 金門、16 京骨、17 束骨、18 通谷、19 至陰

【足の少陰腎経】
20 湧泉

【その他】
21 失眠

索引

あ行

阿是穴	16, 91
圧加減	27
圧痛	16
圧迫法	22, 35
痛み	22, 69, 77, 130
イブニングケア	53, 69, 80
胃部の不快症状	51
陰陽	8
衛気	63, 98
遠隔刺激	77
嘔気・嘔吐	5, 50, 79, 132
温罨法	42, 52, 55

か行

快の感情	20, 45
化学療法	79, 96, 124, 132
かぜ症状	41
肩こり	4, 46, 72, 78, 90, 114
肝	74
がん	5, 96, 102, 125
環境調整	36
陥下	16
看護計画	2, 33
がん終末期	102, 125
環状叩打法	25, 99
がん性疼痛	132
間脳視床下部	20
気	9, 20, 40, 49, 103, 117, 119
奇経八脈	14
気血	45, 117
虚実	9
気力の低下	96
筋緊張	103, 122
筋肉疲労	4, 24, 77
経穴	13, 16
軽擦（法）	22, 35, 111, 122
経絡	12
経絡図	13, 141
経絡理論	2, 12
血	10, 20, 40, 103
厥陰肝経	141
厥陰心包経	141
牽引振せん法	25, 100
倦怠感	5, 36, 47, 65, 79, 83, 96, 108, 122, 132
硬結	16
叩打法	25
呼吸	40, 130
呼吸器疾患	40
五行	11
子どもへのケア	118
コミュニケーション	4

さ行

在宅ケア	106
指圧	2, 7, 18
―の原則	25
指圧・マッサージの基本手技	22, 23
指圧・マッサージの作用	21
指圧・マッサージの生態作用機転	19
指圧マッサージを使ったケアの実践報告・研究	128
刺激量	27
自己決定支援	5
しびれ	22, 69, 130
周産期の母子	134
揉捏法	24
手拳叩打法	25
手掌圧迫法	24
手掌軽擦法	22
手掌揉捏法	24
手浴	62, 70
少陰心経	141
少陰腎経	108, 141
小児喘息	118
情報提供	5
少陽三焦経	141
少陽胆経	141
食欲不振	5, 50
自律神経機能の変調	90, 100
腎	58, 111
津液	11, 40
振せん法	25
垂直圧・持続・集中の原則	25, 45
睡眠	69, 74, 90, 131
スキンケア	124
ストレス	4, 55, 69, 90, 131
正経	14
井穴	60, 73, 80, 84, 91, 100, 109

清潔ケア ………… 59, 125	足の— ………… 31, 57, 73, 124	皮膚のはたらき ………… 59
清拭 ………… 54, 60, 103	下肢の— ………… 65, 67, 85, 92, 99	疲労感 ………… 4, 42, 69, 77, 83, 122
脊髄損傷 ………… 87	肩の— ………… 84, 92	不安 ………… 4, 20, 69, 96
切打法 ………… 25	頸の— ………… 92	不穏 ………… 112
セルフケア ………… 42, 54, 58, 74, 88, 92, 100, 116	肩背部の— ………… 28, 29	副反応 ………… 36
	上肢の— ………… 72, 80, 84, 91, 99	腹部膨満 ………… 103
洗髪 ………… 63, 104	前胸部の— ………… 100	浮腫 ………… 22, 34, 58, 108, 114, 130
足浴 ………… 61, 70, 85, 104, 109, 124	手の— ………… 30, 57, 73, 123	不眠 ………… 26, 69, 90, 103, 112, 124, 131
	頭頸部の— ………… 71	ブリューゲル・アルントシュルツの刺激法則 ………… 19, 87
た 行	背部の— ………… 70, 98, 115, 125	
体位変換 ………… 64, 125	腹部の— ………… 57, 80	便秘 ………… 55, 103, 128
太陰肺経 ………… 99, 119, 141	腰背部の— ………… 56, 65, 84	母指圧迫法 ………… 24
太陰脾経 ………… 108, 141	腰部の— ………… 28, 29	母指揉捏法 ………… 24
袋打法 ………… 25	ナーシングマッサージ実践の基本 ………… 26	ポジショニングの援助 ………… 64
太陽小腸経 ………… 141		
太陽膀胱経 ………… 49, 65, 77, 88, 103, 108, 141	日常ケア ………… 42	**ま** 行
	尿が出にくい ………… 87	マッサージ ………… 2, 7, 18
ツボ ………… 13, 16	認知症 ………… 76, 111	麻痺 ………… 83
—の押さえ方 ………… 26	妊婦・褥婦 ………… 114	身動きできないつらさ ………… 76
つわり ………… 117	任脈 ………… 14, 100, 141	蒸しタオル ………… 70, 104
頭重感 ………… 46, 78	寝疲れ ………… 47	目覚め ………… 46
東洋医学 ………… 2, 7, 41, 58, 97		免疫力の低下 ………… 96, 124
督脈 ………… 14, 100, 141	**は** 行	モーニングケア ………… 45, 53
	肺 ………… 41	
な 行	排泄 ………… 55	**や** 行
ナーシングマッサージ ………… 2, 17, 18	排尿 ………… 87	腰痛 ………… 4, 65, 114
—が効果をもたらす疾患・症状 ………… 4	背部兪穴 ………… 65, 68, 71, 98	陽明胃経 ………… 49, 108, 141
—にかかわるリスク ………… 33	鼻の症状 ………… 42	陽明大腸経 ………… 13, 141
—の禁忌 ………… 34	脾 ………… 51	
—の手技の組立て ………… 28	冷え ………… 22, 65, 69, 73, 85, 90, 108, 124	
—の特徴 ………… 6	肘浴 ………… 62	

❖ 経穴（ツボ）名索引

あ行

足三里（あしさんり）…… 52, 56, 66, 80, 103, 108, 117, 146
安眠（あんみん）…… 71, 91, 142
委中（いちゅう）…… 67, 77, 147
胃兪（いゆ）…… 117, 143
殷門（いんもん）…… 67, 117, 147

か行

外関（がいかん）…… 48, 145
解谿（かいけい）…… 146
膈兪（かくゆ）…… 54, 80, 143
完骨（かんこつ）…… 71, 142
肝兪（かんゆ）…… 54, 80, 117, 143
曲池（きょくち）…… 48, 62, 72, 78, 84, 92, 117, 145
迎香（げいこう）…… 43, 142
下髎（げりょう）…… 56, 77, 143
肩井（けんせい）…… 46, 84, 91, 115, 143
合谷（ごうこく）…… 48, 56, 72, 78, 80, 91, 116, 145
崑崙（こんろん）…… 66, 109, 147

さ行

三陰交（さんいんこう）…… 52, 57, 62, 85, 91, 109, 116, 146
攢竹（さんちく）…… 46, 142
志室（ししつ）…… 56, 88, 143
絲竹空（しちくくう）…… 46, 142
失眠（しつみん）…… 74, 91, 103, 109, 147
四白（しはく）…… 46, 142
十七椎（じゅうななつい）…… 88, 143
承山（しょうざん）…… 66, 77, 109, 147
承扶（しょうふ）…… 67, 147
上髎（じょうりょう）…… 77, 143
次髎（じりょう）…… 56, 77, 88, 143
身柱（しんちゅう）…… 43, 70, 80, 85, 99, 103, 112, 143
神門（しんもん）…… 56, 72, 91, 145
心兪（しんゆ）…… 70, 80, 85, 99, 103, 112, 143
腎兪（じんゆ）…… 56, 88, 143
睛明（せいめい）…… 46, 142

た行

太谿（たいけい）…… 66, 91, 109, 146
太衝（たいしょう）…… 62, 85, 146
大腸兪（だいちょうゆ）…… 56, 88, 104, 143
大椎（だいつい）…… 43, 117, 143
第2二間（だいにじかん）…… 57, 145
太陽（たいよう）…… 46, 71, 142
膻中（だんちゅう）…… 74, 117, 119, 143
中脘（ちゅうかん）…… 53, 117, 143
中府（ちゅうふ）…… 119, 143
中髎（ちゅうりょう）…… 56, 77, 143
手三里（てさんり）…… 48, 72, 78, 117, 145
天枢（てんすう）…… 53, 56, 143
天柱（てんちゅう）…… 47, 71, 91, 116, 142

な行

内関（ないかん）…… 48, 52, 72, 80, 91, 116, 145

は行

肺兪（はいゆ）…… 43, 120, 143
百会（ひゃくえ）…… 46, 63, 71, 100, 103, 142
脾兪（ひゆ）…… 54, 80, 103, 117, 143
風池（ふうち）…… 43, 46, 63, 71, 142
風府（ふうふ）…… 43, 142
風門（ふうもん）…… 43, 143
便秘点（べんぴてん）…… 57, 143

や行

湧泉（ゆうせん）…… 48, 62, 66, 73, 85, 91, 103, 109, 116, 147

ら行

労宮（ろうきゅう）…… 48, 62, 72, 80, 84, 91, 94, 123, 145

ナーシングマッサージ入門
日々のケアにプラスして患者の安楽性を促す

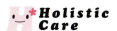

2016年12月1日　第1版第1刷発行　　　　　　　〈検印省略〉

編　集	看護における指圧マッサージ研究会　小板橋喜久代・河内香久子・福田彩子
発　行	株式会社 日本看護協会出版会 〒150-0001 東京都渋谷区神宮前5-8-2　日本看護協会ビル4階 〈注文・問合せ／書店窓口〉Tel / 0436-23-3271　Fax / 0436-23-3272 〈編集〉Tel / 03-5319-7171 http://www.jnapc.co.jp
デザイン	齋藤久美子
表紙カバーイラスト	うつみちはる　　　本文イラスト●榎本はいほ
印　刷	株式会社フクイン

本書の一部または全部を許可なく複写・複製することは著作権・出版権の侵害になりますのでご注意ください。
©2016　Printed in Japan　　　　　　　　　　　ISBN978-4-8180-1998-0